〈認知症ゼロの日〉

認知症への大誤解

―諦めないで！常識を打ち破る
認知症の最新情報!!―

白澤卓二 監修
認知症〈診断・治療〉研究班 編

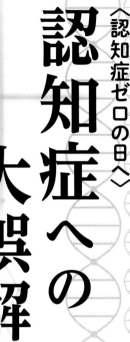

JN056260

青萠堂

はじめに　〝医学常識は一〇年後、九割が翻《ひるがえ》っているかもしれない〟

医学は進歩する。今日の新説も明日は旧説に？

抗がん剤の新薬「オプジーボ」開発の基礎研究で二〇一八年度「ノーベル医学・生理学賞」を受賞した本庶佑《ほんじょたすく》先生（京都大学特別教授）は受賞インタビューでこう語りました。

「私は『ネイチャー』や『サイエンス』（などの一流科学誌）に掲載された論文でも信用しない。なぜなら、（今日の医学常識も）一〇年後にはその九割が覆っているかもしれないから」——と。

実際、この認知症という相手は、〝普通の病気〟に比べてとてもタチが悪い。一人静かに入院……ならよいのですが、病状が進行すると記憶障害はもちろんのこと、さまざまな異常行動を示すようになります。

いま自分がどこにいるのかわからなくなったり、暴言、幻視、そして徘徊……さまざまな迷惑行為で家族をキリキリ舞いさせてしまいます。人格をむしばみ、やがて心身ともに壊れていく。こうなるともう、極論すれば〝半分死んで、半分生きている〟ような状態。お手上げですね。

そして極めつけは、加齢によって進行すること。高齢者にとって避けて通れない厄介者です。認知症のリスクは、六〇歳を超えると年齢が五歳上がるごとに倍になるそうです。厚生労働省の推計によると、六五歳以上の認知症患者数は二〇一二年（平成二四年）時点で四六二万人（およそ七人に一人）。ところがいまから四年後の二〇二五年（令和七年）には約一・五倍の七〇〇万人（およそ五人に）に増えると予想されています。

驚くべき数字です。

そこで重要なのが、まずは「認知症を発症させない」（予防）、予備軍には「進行の停止」、そしてすでに症状の出てしまった人には「回復」へ。私たち取材班の感触では、その手応えは十分です。

ただ気になることを言えば、多くのみなさんが認知症に対して抱いている「理解度の不足」ではないでしょうか。そこに多くの誤解があると思われるからです。そこで本書では、認知症に対する典型的な〝思い違い〟を、七つに分けてまとめてみました。

というわけで本書では、まず認知症患者さんたちの驚きの実態をご紹介、さらに認知症の種類、原因、〝記憶中枢〟とされる「海馬」だけではない脳の精密な仕組みなど基礎知識から簡単に説き起こします。

アミロイド・ベータの蓄積、からみ合うさまざまな要因

認知症、とくにその七〇%を占めるアルツハイマー型の原因は、「脳神経細胞の機能不全(消滅)にある」——そのことはもうかなり以前からわかっていました。ただ、脳梗塞(の後遺症)など脳血管のダメージがもたらす「脳血管性認知症」のように、機能不全の理由がはっきりしているものに比べてアルツハイマー型の発症メカニズムが長いこと不明のままでした。

「コリン仮説」、「グルタミン酸仮説」などさまざまな学説が提唱されてきましたが、現在では「アミロイド・ベータ蓄積説」がほぼ確定しています。でも、問題はさらに残っています。それは「アミロイド・ベータの蓄積はなぜ起きるのか?」という疑問です。

さらに多くの研究者たちを悩ませたのが、かなりのアミロイド・ベータを蓄積させているのに、アルツハイマーを発症する人としない人がいるという事実でした。これまた謎の一つです。アミロイド・ベータ原因説に異議を唱える人が結構いたのはそのせいです。

実はそこには、さまざまな条件がからみ合っていることがわかってきました。詳しくは本文でご説明しますが、たとえば脳内ホルモン(脳神経伝達物質)の分泌不足や、糖尿病の原因でもあるインスリンの受容体異常、また脳神経細胞に酸素と栄養分(糖質)を送り込む〝脳の血液関門〟こと「グリア細胞」の劣化などもからんでいるようです。

「海馬」だけではなかった！　記憶に関係する重要な器官の存在

これまで、認知症の原因については、脳神経細胞の消滅によって記憶中枢の「海馬」が萎縮するため——という表現がよく用いられてきました。でもこれもまたごく一面的な見方であったことが明らかになりつつあります。海馬以外にも記憶に関係する小器官がいくつかあったのです。

海馬は、新しい記憶をインプットします。そして古い記憶を順次、お隣にある「扁桃体」や「前頭前野」に送り込みます。そうしないと、海馬の記憶容量がオーバー・フローして新しい記憶を保存できなくなるからです。いわば〝記憶の連携プレー〟です。認知症の人でも古い記憶をよく思い出すのは、この扁桃体や前頭前野がまだまだ十分に機能している、ということです。

連携プレーだけではありません。扁桃体にはどうやら、夢見や〝金縛り〟に関係したり、ストレスを受けるとすぐストレス・ホルモンを放出させて脳神経細胞を傷つける作用を持っているようなのです。こうした扁桃体の働きはこれまで見すごされてきましたね。

また「側座核」という器官も認知症に関与しているようです。〝やる気〟と〝恐怖〟が隣り合わせの神秘の小器官です。実はここに「睡眠中枢」があり、睡眠不足に陥るとたちまち自律神経の変性を招きます。当然、脳神経細胞にも影響を及ぼしてその機能を低下させます。

いえ、そればかりではありません。記憶とは一見まるで関係なさそうな「小脳」も、認知症の「空間認識障害」に大きな関係がある――とする説が出てきました。空間認識障害とは、「いま自分がどこにいるのか」わからなくなったり、洋服を着る手段がわからなくなったりすることですが、これが小脳が担う〝平衡感覚〟に関係している、というわけです。

ホラ、猫は空中に放り上げても必ずからだを反転させて足から着地しますね。これが小脳の働きです。体操競技の跳馬とか床運動とか、あの動きができる大元の器官です。これが私たちの空間認識力を支えている、ということになります。

というのも、小脳にはなんと、脳内の神経細胞の五〇％以上もが集中しています。この不思議の謎を解くことも認知症対策のヒントになるでしょう。

「脳神経細胞は再生できる！」――それを裏づける数々の研究

さあ、ここで情報は核心に迫ります。認知症の原因が脳神経細胞の機能不全（消滅）にあるのならば、これを再生させることはできないのか？　という疑問です。

これまで、「脳神経細胞は一度死滅したら再生しない」というのが定説でした。その理由は、脳神経細胞は母親の胎内にいる間に分裂・増殖して、オギャーと生まれたときにはすでに大人と同じ数。あとは加齢とともに減る一方——というわけです。長いこと「認知症は治らない」と信じられてきたのはこのためです。

でも最近では、考え方がちょっと違ってきました。さまざまな分野の研究者が声を上げています。「脳神経細胞は再生できる」——と。たとえばこんな具合です。

①「幹細胞さえ残っていればニューロンの再生は可能」

②「アポトーシス（細胞の自殺）を担う特殊な酵素に、切断された神経（軸索《じくさく》部分）の再生を促す働きがあることがわかった」

③「たとえニューロンが死んだとしても、生き残っているニューロンでシナプスを増やすことができる」ｅｔｃ．

脳神経細胞は、「ニューロン」（本体）と呼ばれる部分と、ニューロンと隣のニューロンをつないでいる「軸索」、そしてニューロンから伸びる無数の触手「シナプス」（樹状突起）の三つから成り立っています。ニューロンはこのシナプスから情報を受け取り、電気信号にして軸索を通して隣のニューロンに送り出します。

そしてこの③の説は、「脳神経の働きの良し悪しは、ニューロンよりシナプスが握っている」という仮説にもとづいています。そう、「シナプス真打ち説」です。「ニューロンの数は生まれつき決まっているとしても、シナプスの数は決まっていない」というわけです。

待たれる新薬や新技術の登場、待つのはあと何年？

さて、認知症対策の今後の課題はズバリ、新薬の開発や新技術の導入です。

これまで医療現場で投与されている認知症のクスリはたった二系統四種類だけでした。

まず第一系統です。アルツハイマーになると、記憶や空間認識力の保持に大きく関係する脳内ホルモン（脳神経伝達物質）の「アセチルコリン」が減少することが確認されています。その元凶は「コリンエステラーゼ」です。つまりコリンエステラーゼの活動を阻害するクスリです。

そしてもう一つの系統は、同じく脳内ホルモンの一つ「グルタミン酸」です。アルツハイマーになると、このグルタミン酸が海馬の中にあふれます。これが独自の受容体を通して脳神経細胞に入り込み、神経を傷つけます。そこでこの受容体にフタをして細胞内への侵入を妨げようというクスリ（受容体阻害剤）です。

でもこのグルタミン酸、実は減りすぎても困る扱いにくい存在でした。つまり増減のバランスが大事でそれだけに使い方が難しい。このクスリが正確には「拮抗剤」と呼ばれているのはそのためです。

しかもこの二系統四種、いずれもアルツハイマー病を根本的に治そうというクスリではありません。さらなる進行を止めて現状を維持するのが精いっぱい、という話です。アルツハイマー病の主因であるアミロイド・ベータとはまったく関係ないからです。

でも現在の新薬開発のターゲットは、アミロイド・ベータの付着防止、そして付着したものをどうやって分解・除去するか――を目標にしています。脳内の老廃タンパク質の〝清掃人〟「オートファジー」機能の強化もその一つです。

そして研究は進み、さまざまな可能性が浮上してきました。なかには五年後、七年後にも市販可能？と目される新薬もあります。楽しみです。

いいえ、アミロイド・ベータ対策だけではありません。幹細胞の注入でシナプスを活性化し、神経の回路（ネットワーク）を再構築する試み、海馬やグリア細胞など記憶関連器官の血流を促進する「超音波療法」、あるいは寄生植物の遺伝子を利用したり、いま話題の「ｉＰＳ細胞」でつくった脳組織を丸ごと移植する、一見とっぴなアイデアなどさまざま。

検査方法も進化しています。人工知能（ＡＩ）を駆使した画像診断でアルツハイマー病の発症を予測するマシンもすでに開発されています。もしアミロイド・ベータが蓄積していても、「二年以内に発症するどうか」八四％の確率でわかるそうです。

また問題のアミロイド・ベータについても、人それぞれに付着の仕方が違うことがわかってきました。これからは認知症も、患者さん個々の状態に合わせた〝テーラー・メード医療〟が可能になるでしょう。

新技術「クリスパーキャスナイ」の発見で一気に進化した「遺伝子治療」の現状も取り上げています。本書では、そんな〝夢の新薬〟、〝夢の新治療法〟に挑戦する多くの研究者たちの姿をお伝えします。

食事、運動、気持ちの持ちよう、打つべき手は打つのが予防の良薬

前項の話、実現すれば本当にすばらしいことです。でも読者の皆さんの中には、「なんだ、そんな画期的な新薬が近々できるのなら、何もしないでこのまま待っていよう」とお考えの方もいらっしゃるでしょう。でもそれはダメです。やはり打つべき手は打っておかなければなりません。

まず「食習慣の改善」です。ただし食材選びで一喜一憂するのは本末転倒、イライラは認知症の大敵だからです。いま食に関する情報は巷に氾濫していますが、食事は「抗酸化食」一本で十分です。

なぜかというと、からだの不調の原因は活性酸素による体組織の〝過酸化〟に行き着くからです。

「万病一元」の原理です。認知症も例外ではありません。つまるところ〝脳の過酸化〟です。

これを防ぐには、〝消去酵素〟に頼るしかありません。本書ではそのメカニズムについて詳述していいます。ポイントは油選び。「魚油を制するものはすべてを制す」です。まずは読んでのお楽しみです。それに認知症に効く食物成分も次々と見直されています。本書ではそのことも詳しくご報告することにしました。

「食」の問題では、〝認知症にも効く〟さまざまな成分を取り上げてみました。なかには、昔から名前はよく知られていながら「エーッ、これが認知症にィ？」とびっくり仰天とする食品もあります。認知症と結びつかなかっただけなのです。さらに最新の研究で明らかになった新顔もあります。

たとえば〝フレンチ・パラドックス〟で知られる赤ブドウのレスベラトロールなどのポリフェノール類。その医学的エビデンスを探ってみました。

次に「運動」です、認知症予防にとってとても大事な要素です。ここでは「コグニサイズ」などすでに実効のある〝認知症〟を紹介します。

良い遺伝子をオンにすれば認知症は防げる――その鍵を握るのは「ココロ」

そして最後が、〝認知症〟とココロ。実は認知症では、ココロの問題がとても大きいのです。

たとえば認知症がすでに進行してしまった人への対応。みなさん、ボケてもココロ（意識）は脳の奥底で生きています。そのココロを逆なでするような言動はタブーです。そこでいま話題の介護テクニックにも触れてみました

もちろん予防にとってもココロの持ちようが大事です。社会（地域）とのつながりは自らの存在価値を認識するのに大切ですし、趣味を持つことはココロを楽しませてくれます。

音楽（楽器演奏）、麻雀、落語……何でも良いのです。とにかく他人とつながること、〝社会性〟が最高の妙薬なんですね。

そして何より大事なのは、ココロが〝良い遺伝子〟（または〝悪い遺伝子〟）をオンにしたりオフにしたりするスイッチを握っているということです。これを「ＤＮＡスイッチ」といいます。

実は〝肉体の設計図〟とされる遺伝子暗号（ＤＮＡ配列）は、ＤＮＡ全体のホンの二％ほどにしか過ぎないことが研究でわかってきました。そこで残りの九八％はゴミ扱い。ところが最新の研究では、このゴミの山にこそ〝お宝〟が隠されている――ことがわかってきました。

そこで付けられた名前が「トレジャーＤＮＡ」。諸臓器をつくる〝肉体の設計図〟に対して、まさに〝健康長寿の設計図〟だったのです。つまり病気の最終防衛ライン、「自己治癒能力」の源泉でした。

ところで、本書について最後にご説明をしておきたいことがあります。本書ではまず、ごく

一般の方に「認知症とは何か」を理解していただくのが目的です。そのため初めはメカニズムやら脳器官の説明やら、話はややお固いところから入っています。

なぜかというと、認知症にかかわる最低限の用語やその意味を理解していただくためです。

ここを押さえておかないと、あとの理解がスムーズに行かないと思うからです。

またこの本は、「患者さんとのかかわり方」がメインではありません。したがって身内の看病でご苦労なさっている方々にはご不満もあろうかと思います。ただよく読んでいただければ、この本にはそうした方法も随所に散りばめられているはずです。そういう方は初めから読む必要はなく、目次を見ながら気になるところから読み始めていただきたいと思います。

なお本書では、医学の専門用語はできるだけ使わないよう心掛けました。あくまでも〝わかり易く〟に主眼を置いたためです。また本書に登場するさまざまな学説においても、西洋医学でいう「エビデンス」（科学的根拠）の詳細は、ページ数の関係もありできるだけコンパクトにしました。

よろず物足りないところがあると思いますが、なにとぞお許しください。

そしていつまでもイキイキ脳を！

認知症〈診断・治療〉研究班

目次

〈認知症ゼロの日へ〉認知症への大誤解

第3章 「脳神経は再生しない」の大誤解
――ニューロンがダメでもシナプスがあるサ…… 81

第6章 「認知症に効く成分なんてない」の大誤解
――次々と脚光を浴びる食材たちのニュー・ストーリー

カバー・本文デザイン　青鹿麻里

第1章

「認知症の原因はいまだに不明」の大誤解

——アナタの脳を狙う、魔物の正体をあばく

「ホラ、宇宙人が攻めてくる!」、ビックリ家族の泣き笑い

〝恍惚の人〟ならまだ可愛いけれど、この症状は結構きつい

Episode 1

Aさんはからだはいたって元気でしたが、数年前突然、家人の前で「俺はCIAに盗聴されている!」と口走りました。そして夜中に窓を開け、「ホラ見ろ! 宇宙人が攻めてくる!」と大声を上げたそうです。

Aさんの定年前の勤務先はごく普通の中流商社で、しかも部署は経理畑、宇宙とか天文学とかにはまったく関係ありません。また読書傾向も推理小説ばかりでUFOや宇宙人の話など聞いたことない。そこで家族の皆さんは「ついに来るべきものが来た」と覚悟を決めたといいます。

これは「幻視」症状といいます。B子さんは「家の中にジッチャン(もうおじいさんになった夫の呼称)が二人いる!」とつぶやきます。

そしてC子さんは「アンタの愛人が家に来て私の洋服や鞄を持って行った!」と訴えて夫を攻めます。さらに訪問リハビリで家に来た女性看護師を男性と誤認識、「アンタ、本当は男なの

に女の姿をしている、悪いヤツだ！」などといい出します。

Episode 2

祖母であるD子さんは、ある日、夕飯の席で突然いい出しました。「あのォ、こちら様はどちらのお宅で？」、そしてさらに、「で、お邪魔している私はどこの誰ざんしょ？」

この場はお孫さんの機転で救われました。お孫さんはこう言ったのです。

「おばあちゃんはボクのおばあちゃんだよ。そしてずっとこのお家にいるの。おばあちゃんのことはボクがゼーンブ知ってるから大丈夫！」。すると祖母は、「アラそうなの。ここ、私の家なのね。私のこともみんなよく知ってるのね」――と、ホッとした表情を浮かべたそうです。

――家族の顔がわからなくなる……。これは「記憶力障害」の典型です。通帳の隠し場所がわからなくなったり、クスリを飲むのを忘れたりするのはごく当たり前。出前も同じものを何度も注文したり、買い物でも同じものをたくさん買い込んだりします。

なかには大事なものでもすぐ他人に上げてしまう症状もあります。問題はその後で、「あのネックレス、大事にしていたのにどっかへ行っちゃった！」、あるいは「盗まれた！」と騒ぐことです。

Episode 3

E子さんは、「私はどうせ邪魔者だからいっそ殺して!」と枕元に包丁を三本も並べ、「いつでもどうぞ!」と大書したノートを置いているそうです。家人からの扱いに不満を持っている証拠です。つまり(この家の中には自分の居場所がない)と思っているのです。これは「自己喪失障害」と言えるでしょう。

初期には、家の中を一日中うろうろと歩き回ります。次は外に出ます。(私はこの家にいてはいけない存在だ)と思い込むのです。「徘徊」の始まりです。徘徊で行方不明になった人は二〇一七年に一万五八六三人、五年連続で一万人超えです。まあ、そのほとんどはその後に無事発見されているのが救いですけれど……。

Episode 4

トイレと部屋の区別がつかず、家中が失禁で汚物まみれ。あるいは夜中に急に起きだして大声で騒ぐ、畳をムシったり、タオルを裂き続ける……。これは「抑制力障害」と「時間識障害」のダブルです。

通りがかりの家の庭の草花や、店の傘立てから他人の傘を持ち帰ってしまったり、デパートのトイレットペーパーを持ってきたり……。これは「収集癖」という分類になるようです。他人の物と自分の物の区別がつかなくなる症状です。

Episode 5

磨き砂を砂糖と間違えて食べる、保冷剤や石けんを食品と思って食べる、食品にサラダオイルと思って洗剤をかけて食べてしまう……。このケースは「判断力障害」に「視認力障害」が加わっています。視認力障害というのは、「目の前にある物を見ているのに、それが何であるか的確な判断ができない」ということになります。

あるいは、雨の中でも履き物を履かずに外出する、夏の暑い日に冬服の重ね着、寒い日に半袖シャツ……。買い物をしてお金を払わず店を出ようとする……。これらも「判断力障害」です。

Episode 6

「朝、おじいちゃんが外出するというのでゴミ出しを頼んだんですよね。ところがゴミ捨て場で、右手に持っていたゴミ袋でなく、左手に持っていた鞄のほうを捨ててしまったんです」――。

これは「実行機能障害」です。

また約束の日を忘れる、約束自体は覚えていても時間や場所を間違える……。こうした症状も該当します。計画を立て実行する機能が低下するわけです。最近、高齢者の交通（運転）事故が増えていますが、これは生じている認知誤差に気付かず、「自分はまだまだ大丈夫」という過信のなせるわざです。

Episode 7

「私のおじいちゃんは、外出するとき必ずと言ってよいほど『財布がない』と騒ぎます。財布はすぐ見つかるのですが、こんどは『おい空っぽだよ』」……。このおじいちゃん、実は事前に現金だけ自分のポケットに移していたのです。

このような傾向は、「記憶力障害」、つまり「近時記憶力障害」に分類されます。〝さっきのことが思い出せない〟状態です。でも買い物に行って買いたいものを忘れる、などはまったく気にする必要はありません。ただ、食後すぐ「何も食べてないよ」といい出したらこれはなかなか難儀ですね。

こんなケースもあります。たとえばご夫婦で会話中に電話が鳴り、奥さんが「私が出る」と言って対応します。それがお葬式の緊急のお知らせだったとして、そのことは伝えられるのですが、場所、時間などについてはポッと忘れてしまう。対処法はとにかくすぐメモすることです。

Episode 8

「オレ、いまどこにいるんだろう？」、「きょうは何月何日？」――これに悩むようになると「空間認識力（見当識）障害」です。いつも降りる駅を乗り過ごしたりしたらもうパニック。いちいち他人に聞かないと家に帰れなくなります。

それだけなら外出を控えればまだ済む話ですが、もっと困るのは服の着方がわからなくなること。下着と上着の区別がつかなくなったり、シャツを着るのに袖の通し方がわからなくなります。本人に任せていると、一式着るのに半日かかることも。これは〝順序立てる〟ことができなくなる症状ですね。

Episode 9

そのほか、同じ一日のうちでしっかりしているときと、そうでないときの差が激しくなったり、聞く、話す、読む、書くの各分野で以前よりたどたどしくなります。これは「失語障害」とされ、また味覚や触覚までおかしくなると「失認障害」とされています。

以上――。というわけで、ある人は「アルツハイマー病はがんより怖い」という人がいます。本人にとっては意識外の行動でも、家族にとっては大きな影響があるからです。それも死ぬまで期限なし。これは辛いですね。肉体的にも心理的にも、そして金銭的にも家族崩壊の悲劇につながりかねません。

ちょっと前、徘徊途中に線路に入り込んで電車を止めたというので、鉄道会社から七〇〇万円もの高額賠償金を請求されるという〝事件〟がありました。マスコミで話題になり、鉄道会社もさすがに請求をあきらめて一件落着、誰もがホッとしたと思います。

二〇一八年の暮れには、七九歳の父親の介護に疲れ果てた娘（四六）が、父親を中国自動車道のパーキング・エリアに置き去り。保護者遺棄罪で警察に逮捕されています。娘は高額な施設に父親を預けるお金もなく、「遺棄すれば公的機関の手で施設に引き取ってもらえるのではないか？」と考えたそうです。

認知症は、からだは年齢相応なのに脳だけ極端に老化してしまう病気です。その意味ではなるほど「がんより怖い」と言えるかもしれません。

神秘の扉が開かれていく――認知症の真実

認知症のおよそ七〇％がアルツハイマー型だった

その前に、まず認知症の種類について列挙しておきましょう。

①脳梗塞など脳血管のダメージが惹き起こす「脳血管性型」

脳梗塞の後遺症などで脳の血管が切れたり詰まったとき発症します。血流が滞り、脳神経細胞に酸素や栄養分が送られなくなります。毛細血管のゴースト化です。新型コロナウイルス同様、匂いに鈍感になるといいます。症状はアルツハイマー型とよく似ています。高血圧、糖尿病、脂質異常などが遠因になるようです。

②脳幹に突如忍び寄る異常タンパク質、「幻視」を呼ぶ「レビー小体型」

脳に異様なタンパク質のかたまり「レビー小体」がたまる病気です。なぜたまるのかは残念ながらまだ解明されていませんが、動作が鈍く、転びやすくなります。

脳幹（第２章参照）に転移すると幻視や錯覚を生じます。

③前頭葉と側頭葉が萎縮する「前頭側頭葉変性型」、そのうちの九五%がピック病

大脳皮質を形成する前頭葉（２章参照）と側頭葉（同）の神経細胞にダメージが生じるケースです。前頭葉は、衝動的な反応を抑えて理性的な振る舞いを保つ役割を担っています。意欲や計画性を司る場所でもあります。側頭葉は主に感情に関係する部分です。記憶障害や認識力障害がなくても、性格や行動に異変が起こります。抗うつ薬が有効という報告もありますが、根本的な治療はむずかしいとされています。

④脳脊髄液がたまって神経を圧迫する「正常圧水頭症」

くも膜下出血の後遺症として知られています。その多くは歩行困難です。歩くとふらつく、小刻みにしか歩けない、方向転換がしにくい……。などの症状が現れます。脳内血管の水分として必須の髄液は脳室というところで生産されますが、これが脳内に拡散せずそのまま脳室にたまり、神経細胞が圧迫される珍しい病気です。

⑤脳内ホルモン（脳神経伝達物質）「ドーパミン」の分泌異常で起きる「パーキンソン病」

手足の震えやこわばりを生じ、からだの動きが少なくなります。

⑥そのクスリ、ちょっと待った！「薬物性認知症」

治療のために服用した薬剤によって、記憶に障害が出ることがあります。向精神薬、抗不安薬、抗うつ剤、ステロイド、睡眠導入剤、抗ヒスタミン剤、鎮痛剤など一つひとつはごくありふれたクスリでも、いくつものクスリを同時に長期的に摂取したときに現れます。

⑦認知症全体の約七〇％を占める「アルツハイマー型」

アミロイド・ベータなどのタンパク質が脳内で老廃物となり、脳神経細胞に絡みついてこれを機能不全にする——現在主流とされる説です。その割合は六七・六％と、圧倒的に多い認知症です。次が脳血管性の一九・五％、さらにレビー小体型四・三％、その他八・六％と続きます。

七〇％近いというとほぼ三人に二人です。加齢が症状を加速させます。六〇歳を過ぎると、四、五歳トシをとるごとに発症率が二倍になる、という説があります。何しろ認知症の〝メイン〟ですから、これから詳しくご説明しましょう。

ついに突き止められた！　アルツハイマー型の原因

「海馬」――〝記憶の中枢〟とされる不思議な器官の萎縮

アルツハイマー型――その名前は発見者であるドイツ人医学者、アロイス・アルツハイマーさんに由来しています。その原因はこれまで、〝記憶の中枢〟と称される「海馬」の萎縮、といわれてきました。その理由は、アルツハイマー患者さんの脳をコンピューター断層撮影（CTやMRI検査）で調べたところ、そのほとんどに海馬の萎縮が見られた――というのが根拠になっています。

でも、「それでは萎縮の原因は何でしょう？」となると、それは長いことよくわかりませんでした。

海馬とは、脳の側頭葉（大脳辺縁系＝第2章参照）にある不思議な器官です。英語でシー・ホース、なるほどタツノオトシゴによく似ています。ラテン語ではヒポカンテス。頭部が馬で胴体が魚……。という架空の動物です。

ところで、これまで便宜上「海馬、海馬」と申し上げてきましたが、記憶システムを実質的に握っているのは実は、海馬の中にある「歯状回」という部分です。形が人の歯型によく似ているのでこの名がつきました。医学の世界ではもう二〇年も前に判明していた事実です。

では、この歯状回はどんなことをしているのでしょう?

それは、情報をリレーする電気信号の伝達ルートをつくることです。情報は歯状回でこの伝達ルートに集約され、脳内を駆け巡ります。さらに前頭葉や扁桃体などに送られていきます(第2章、第3章参照)。

そしてこの伝達ルート、実は記憶の一つひとつごとに違うのです。そのため新しい記憶が入るごとに伝達ルートは新しくつくられていくのです。

これを支えているのが、歯状回の持つたぐいまれな細胞新生能力です。絶えず供給される生まれたての新しい細胞が、まったく別のルートをつくるのです。歯状回では、九〇歳まで新しい細胞を生み続けるといいます。つまり「海馬とは歯状回のことだった!」といってもよさそうですね。ちなみに、脳は右半球(右脳)と左半球(左脳)の一対でできています。しかも双方に同じ器官があります。

左脳の海馬は「最近の事柄を記憶する」といわれています。でも忘れやすい。記憶そのものが保存されない場合もあるでしょう。一方、右脳の海馬は「ヒトの誕生以来のすべてを記憶している」といいます。ヒトの指にまだ水かきがある時代からの記憶です。認知症になっても昔の記憶は比較的よく覚えていますものね。

でも右脳も左脳もやられると、こんどは保存してある記憶を引き出す機能が低下してしまいます。

萎縮の原因は記憶を伝える脳神経細胞の減少

さて、本題に戻って「海馬が萎縮する原因は何か？」を探ってみましょう。近年の研究で、「それは脳神経細胞の減少にある」ことがわかってきました。

脳神経細胞は、ヒトの記憶にかかわる根本的な組織です。「ニューロンとシナプスと軸索」の三つがワンセットになっています。でもその相関関係は、旧来の医学情報ではその実体がどうもよく理解できません。

そこで本書では、さまざまな資料を突き合わせてこう解釈をすることにしました。わかりやすく、「ニューロンを本体、その末端についていて視覚情報や音声情報、さらには味覚、触覚などの五感情報を集める役をシナプス、そして軸索は、ニューロンとニューロンをつないでシナプスの得た情報をリレー式に伝達する」――と。

で、私たちヒトの場合はおよそ一四〇億個の脳神経細胞が回路（ネットワーク）を構成しています。猫くんの三億個、ワンくんの六億個に比べたら、それはもうすごいものです。

この回路が情報を電気信号で伝達し合い、海馬などに記憶として保存させるのです。

ところがこの脳神経細胞、すでに母親の胎内にいる間に発達していて、オギャーと生まれたときには、すでに大人と同数になっています。そしてその数は二〇歳あたりまでは維持されますが、二〇歳を過ぎるとたちまち毎日一〇万から二〇万個という単位で死んでいきます。

実はこの頃からすでに私たちの脳の老化現象が始まっているのですね。そして六五歳前後になると、全体の一〇分の一程度がなくなってしまうといいます。これに加齢以外の要因が重なると、あとはもう一気に減少です。

その理由は、脳神経細胞が他の体細胞と違って細胞分裂（新陳代謝＝増殖）をしないからです。生殖細胞と同じです。普通の細胞、例えば筋肉なら四八日間ほどで新しく生まれ変わるんですけどね。そしてそのために、これまでずっと「脳神経細胞は再生不可」とされてきたのです。

でも、「なんだ、それじゃあもう、俺たちに明日はないじゃないか！」とあきらめることはありません。「ニューロンの数は減っても、シナプスという部分は使い方次第で後天的に増やせる」――という説があるからです。

シナプスはギリシャ語で〝連結〟という意味です。その形から日本語では〝樹状突起〟といわれています。いわば〝神経の触手〟で、四方八方に伸びています。他のニューロンの触手とからみ合って情報交換します。普通、一本のニューロンには約一万個のシナプスがついているといいます。

脳神経細胞を傷つける老廃タンパク質、「アミロイド・ベータ」とタウ・タンパクの発見

そして研究は進み、ついにアルツハイマー型の原因が突き止められました。脳神経細胞にからみつく、べとついた毒性タンパク質「アミロイド・ベータ」と、同じく「リン酸化タウ・タンパク」の存在が解明されたのです。これらが脳神経細胞を傷つけ、機能不全を起こさせてやがて死滅させていたのです。そのメカニズムはこうです。

まずアミロイド・ベータですが、普通なら老廃物として排出されるのでまず問題はありません。でも排出状態に異常が起きると、次々に脳内に沈着していきます。そして一〇年、二〇年かけてたっぷりたまると、リン酸化タウを神経細胞の内側に呼び込みます。

タウ・タンパクは本来、脳神経細胞の軸索の連結機能を担う大事なタンパク質ですが、アミロイド・ベータの沈着に影響されて、止常ならすぐ溶けてしまうものが溶けにくくなり、神経細胞内に蓄積して機能不全にさせてしまうのです。ちなみに、細胞内のタンパク質はリン酸という酵素によって働いていますが、そのリン酸の付き方に異常を起こしたものをリン酸化タウ

と呼んでいます。

二〇年かけて忍び寄る病魔――でもお手上げではありません

八四歳が分岐点、だったらまだまだ気を楽に

アルツハイマー型認知症は、突然やってくるものではありません。発症までの期間は長い人でなんと二〇年！　アミロイド・ベータがたまり始めて二〇年、タウ・タンパクがたまり始めて五年はかかる――という研究結果も出ています。

ある調査によると「六五歳から六九歳で発症する人」はわずかに男性三％、女性四％。「七五歳から七九歳」では男性一二％、女性一四％。「八〇歳から八四歳」では同一七％と二四％。まあまあという数字ですね。

ところが八五歳を超えるとその割合がぐんと上昇します。男性三五％、女性四四％。九〇歳から九四歳では男性の四九％、女性の六五％、九五歳以上では実に男性五一％、女性八四％という高率になるそうです。こうして見ると、どうやら八四歳が分岐点になるようで、「だったら

まだまだ気は楽」と胸をなでおろす方もいらっしゃるのではないでしょうか。

「MCI」(軽度認知障害)なら、半数は自然に治る?

さて、ここで「MCI」(軽度認知障害)についてお話ししておきましょう。

MCIは、「アルツハイマー病の前段階」と理解されています。いわゆるグレー・ゾーンですね。モノ忘れはあっても、日常生活にはそんなに困らない、という状態です。六五歳以上人口のほぼ一四%、およそ五〇〇万人ほどいるとされています。

実際、国立長寿医療研究センターが愛知県大府市の六五歳以上の住民四二〇〇人を対象に二〇一一年から四年間追跡調査された結果では、「MCI」と判定された人は七四〇人。

しかし四年後にはほぼ半数近い四六%の人が正常に戻っていたそうです。MCIから認知症に進んだ人はたった一四%、残りの四〇%はMCIのまま……。ということになります。

MCIならばとりあえず安心、と言えましょうか。しかし、アミロイド・ベーターが脳にたまり始めた「プレクリニカル」の状態にあることはたしかです。

「この差って何ですか」――加齢によるモノ忘れと認知症の境界

「わたし（オレ）、この頃モノ忘れが激しくて……」などと言ってるうちはまだよいのです。そのうち、自分が「モノ忘れしている」という自覚さえなくなります。

ちょっと古いデータですが、東京都高齢者施策推進室が一九九九年に出した手引書によって検証してみましょう。

まず「加齢によるモノ忘れ」では、過去に蓄積した「記憶」の一部を忘れます。それも女優の名前などごく断片的です。「顔は出てくるんだけど名前が……」というケースです。そして誰かがヒントを出してくれればすぐ思い出します。

でも認知症によるモノ忘れでは、体験記憶のすべてを忘れてしまいます。ちょっと前の出来事さえ思い出せないのです。

同様に前者では「記憶力障害だけ」なのに対して、後者では記憶力障害に加えて判断力障害や実行機能にも障害が出ます。以下、探し物も「努力して見つけようとする」のに対して、「誰かに盗まれた！」などと他人に責任転嫁します。

むろん前者では空間認識力障害もありません。日常生活ではまったく支障なし。モノ忘れ進行の度合いも「きわめて徐々にしか進行しない」のに対して、後者では「どんどん進む」という違いがあります。

「己れを知れば百戦危うからず」――こんなサインが出始めたら要注意

危険サインは、日常生活のフトした行動に潜んでいます。

たとえば――。

同じ話を何度も繰り返す。

友人との約束を忘れる。

参加しようと思っていた行事の日時を忘れる。

大事なものをしまった場所を忘れて探し回る。

同じものを何度も買ってくる。

同じ食品を大量ストックし、冷蔵庫内で〝化石〟にしてしまう。

――以上は、もっぱら〈記憶力低下〉にかかわるサインです。

いま来た道の経路がわからなくなることがあった。

地図を見ても、立体的な映像が浮かばない。

着替えに時間がかかるようになった。
いま何をしようとしていたのか忘れるようになった。
――これは〈空間認識力〉(見当識)障害にかかわるサインですね。

「ホラ、アレ、アレヨ!」などと具体的な言葉が出にくくなる。
漢字が書きづらくなる、手紙を書いても行が斜めになったり、乱雑になる。
――こちらは〈失語失認障害〉がかかわってきます。

物のいつもの置き場所を間違える。
これはやがて、たとえばアイロンを冷蔵庫にしまう、腕時計を砂糖壷に……。
なんてことにつながります。
得意にしていた料理の味が変わる。
これはお塩や砂糖の量を入れ間違えることで起こります。
週に四回以上続いたらもう本物だそうです。
さらにつまずきやすくなったら要注意。
これは床面の高さや幅などの判断にズレが起きている証拠。骨折に直結します。

——以上は、〈判断力・視認力〉の低下です。

その点、〈実行機能の低下〉はとりあえず日常生活に支障を生じることはありません。
たとえば——。
よろず作業の段取りが悪くなった。実行に時間がかかったり、計画どおりにいかない。
お釣りの計算が面倒になり、支払いはすべてお札でする。
おかげで小銭がポケットにジャラジャラ。
身だしなみが面倒になる。これに伴って外出がおっくうになる。

——さらにこういう方もいます。
最近大好きだったテレビドラマも見なくなった。
さらにストーリーや登場人物の関係がスッと頭の中で整理できない。
——これは〈情報処理力〉の低下ですね。

さらに——。
最近感情の起伏が激しくなった。

友人と議論してすぐ興奮してしまう。すぐ反省はするけれど……。

――これは〈抑制機能〉低下の兆しです。

これが、突然大声を出したりテーブルを叩いたりするようになると危険です。


――さらにこんな危険度チェック法もあります。

ニオイに鈍感になる。つまり花や食品や排泄物などの区別が明確につかなくなる。

――嗅覚の機能低下は認知症に直結するそうです。


また睡眠に関するものもあります。

睡眠時間が四時間以下の日が三日以上ある。

三〇分以上の昼寝をする。

食後すぐに眠気に襲われる。

――三〇分以上の昼寝をすると、脳は「この人はよく寝た」とカウントしてしまいます。

すると夜眠れなくなります。睡眠不足は認知症の大敵です。

でも一五分以内の昼寝なら、発症リスクは五分の一以下になる、といいます。

食後すぐに眠気に襲われるのは、食後低血圧といって脳にアミロイド・ベータがたまりやすくなるからです。

――以上、お心当たりがいくつありましたか？

もちろん多いほど危険です。ぜひともお気をつけください。

第2章 「記憶を司るのは海馬だけ」の大誤解

――超天才アインシュタインの脳が語るもの

脳――まずはその精密な仕組みを覗いてみよう

脳幹と大脳辺縁系は〝生命の脳〟。〝八虫類の脳〟などと馬鹿にするなかれ

ヒトの脳は、「脳幹」、「大脳辺縁系」（大脳旧皮質）、「大脳新皮質」「小脳」などで成り立っています。もっとも古い部分が脳幹です。

脳幹は「間脳」、「中脳」、「脳橋」、「延髄」の四つの部分から成っています。脳の奥深く、最深部に納まっています。生物の脳として二億年前に完成していたというその古さから、〝八虫類の脳〟などといわれていますがいやいやどうして、生命の維持を握る〝生命の脳〟――というのが正解でしょう。

特筆すべきは間脳です。脳幹の最上部に位置し、「視床」、「視床下部」、そこから垂れ下がる「脳下垂体」、そして〝ナゾの小器官〟「松果体」があります。視覚や呼吸、筋肉の動き、血液循環、ホルモン分泌、そして自律神経の調整などさまざまな重要任務を担っています。まさに生命維持のコントロール・タワーです。

面白いのは、間脳から上に突き出している松果体です。松の実のような形をしていることからこの名前がつきました。〝第三の目〟ともいわれ、進化で大脳新皮質が生まれるまでは頭頂部

にあって太陽光を直接受けとって目の役目をしていたといわれます。

インドのシバ神を始め、多くの仏像のひたいには「白毫」と呼ばれるホクロのようなものが描かれていますが、これこそ〝第三の目の名残り〟というわけです。

そしてもう一つ、これが実に興味深いのです。この松果体は、かつてヒトの直感力（第六感、または動物的カン）、予知力、透視力、テレパシー（虫の知らせ）などを司っていたのではないか、という説があります。

だいたい、人類には気象や自然現象の移ろいから野菜や魚のシュンを知る能力、野の草を見て食べられるものと食べられないものを瞬時に見分ける能力、つまり自ら生き抜くさまざまな力が備えられていたものです。

でもいまはもうそれらの力が退化してしまいました。とても残念です。

そして松果体は、大脳新皮質ができて以来、脳の奥にひっそりと身を隠してしまったのです。

さて、残る中脳はまぁ、小脳との連絡用、脳橋は中脳と延髄をつなぐ橋、延髄は背髄への連絡役……。とお考えください。

一方、大脳辺縁系は〝本能と感情の脳〟といわれています。およそ一万五〇〇〇年前に完成したそうです。食欲や性欲のほか、恐怖や怒り、欲望、嫉妬心などを表現します。認知障害、とくにアルツハイマー型の多くが不安や恐怖ストレスにかかわっていることを考えると、〝恐るべし！大脳辺縁系〟といえるでしょう。ここにある「帯状回」という器官が、本能を充足させる意欲を駆り立てている、という説もあります。

明らかになってきた、大脳新皮質と記憶の深～い関係

繰り返しになりますが、海馬は〝記憶の中枢〟であり海馬の萎縮が認知症の原因――とされてきましたね。でも、海馬は萎縮していないのにアルツハイマーの人がいる。ということは「海馬以外にも原因があるのでは？」という疑問が以前からありました。

そして結論が出ました。記憶には、海馬以外にもいろいろな器官がかかわっていることが明らかになってきたのです。

そこで一気に浮上してきたのが、同じ大脳新皮質にある「前頭葉」の役割です。

「大脳新皮質」は、ヒトの脳でもっとも進化した新しい部分です。脳幹や辺縁系などの旧皮質をすっぽりと覆いました。言語機能や知識、理性など、いわゆる〝人間らしい〟活動を担っています。

ゆえに〝ヒトの脳〟とか〝知性の脳〟と呼ばれています。

「大脳新皮質」はその位置によって「側頭葉」、「前頭葉」、「頭頂葉」、「後頭葉」の四つに分か

れます。

まず側頭葉です。ここには、記憶にかかわる微小器官が集まっています。記憶中枢の海馬、それを助ける「扁桃体」、そして睡眠中枢がある「側坐核」などです。いずれも脳幹にもっとも近い位置にあります。

前頭葉は、言葉を話したり、物を考えたり、創造したりする中心です。そして物事の選択や判断を行ないます。感情の抑制もその一つです。さらに前頭前野では、海馬から送られてきた断片的な記憶が整理・組み直され、そのまましまいこまれます。というわけで、前頭前野が障害されるとそれらの記憶を思い出すことができにくくなります。

「頭頂葉」には、手足の動きや皮膚感覚の中枢があるといいます。「体性感覚野」という部分に五感のうちの聴覚、触覚、嗅覚、味覚のフィード・バック機能がある、というのです。とくに芸術的なものはもっぱらこの器官がとり仕切っているようです。

また「角回」という器官は、視覚情報を音声情報に置きかえたり、逆に音から得た情報を映像に置きかえるコンバーター役をつとめます。もっとわかりやすく言えば、平面的図形を見てそれを立体的映像に組み立てる図形認識力のことです。これは認知症における空間識（見当識）障害につながります。

そして最後が「後頭葉」。ここはモノを見る中枢です。

「小脳」に脳神経細胞の五〇％が集まっているのはなぜ？

脳の後方、その下部にある小脳は主に運動機能と平衡感覚を司っています。いわば生体の運動の自動制御装置です。ちなみに哺乳動物の中でもっとも速く走るのはチーターです。短距離の専門家です。彼は最高時速一〇〇キロは出すといわれています。

もっとも高く、もっとも遠くに跳んだのはカンガルーです。記録は高さ三・二メートル、幅にして一二・八メートル。さらにもっとも長い距離を走り続けた〝マラソン選手〟はドーベルマンで、家畜泥棒を追ってアフリカの草原を一六〇キロも走り続けたといいます。いずれもギネス・ブックの記録です。

そしてネコ君のあのすばらしい平衡感覚。裏返しにして落としても見事に足から着地します。体操選手の見事な宙返りです。

こんな大きな働きをしている小脳ですが、その重さはわずか一三〇グラム。脳全体の一〇％にも満ちません。ところがこのたった一〇％の部分に、なんと脳内の五〇％以上もの神経細胞が集中しています。これは驚きです。

なぜでしょう？　実は近年の研究で、大脳に対する「小脳」の容積比が大きいほど記憶力や言語能力に優れ、複雑な思考が可能になることがわかってきました。そしてその典型例が、ほぼ同時期に地球上に存在した「ホモ・サピエンス」と「ネアンデルタール人」の関係に当てはまる——というのです。

アフリカから寒冷期のヨーロッパに進出したネアンデルタール人は、後続のホモ・サピエンスとおよそ三万五〇〇〇年前から五〇〇〇年もの間、共存していました。しかし三万年前、ネアンデルタール人は突如絶滅し、ホモ・サピエンスは生き残ります。種族の明暗を分けたその差は、小脳の大きさにあった……。というわけです。

この差を化石の分析から解明したのが、慶応大と名古屋大などの研究チームでした。

報道記事によれば、同研究チームは七万〜四万年前のネアンデルタール人の頭骨の化石四個と、一三万〜三万年前のホモ・サピエンスの頭骨化石四個について、CT（コンピューター断層撮影）で解析したそうです。

その結果、大脳に対する小脳の容積比はホモ・サピエンスの平均一三・五％に対し、ネアンデルタール人は同一二・七％。ネアンデルタール人のほうがほんの少し小さかったのです。

ネアンデルタール人はお互いの言語交流が乏しく、かつ仲間内での協力意識がやや希薄だった——という説は以前からありましたが、そのことが科学によって裏付けられたのです。種族の存続には、何より濃密な共同生活意識、つまりチーム・ワークが大事ということでしょうね。

小脳の気持ちを代弁するとおそらくこうでしょう。

「何？　小脳なんて大脳の働きに比べたら付け足しみたいなもんだって？　馬鹿言っちゃいけないよ！」

これまで軽く見られていた、「扁桃体」と「側坐核」の真の姿とは

「海馬」と「扁桃体」間で行なわれる〝記憶のリレー〟

同じ側頭葉で海馬と隣り合わせにあるのが「扁桃体（核）」という器官です。その役割については これまで、「好き、嫌い」の感情をあらわすところ、と説明されてきました。でも実は、もっと大事な仕事があったのです。それは〝記憶のリレー〟です。

というのは、もし海馬が一時的に大量の記憶保存を迫られて海馬の倉庫容量が満タンになってしまったとき、あるいは海馬が萎縮して収納容量が減ってしまったとき、古い記憶から順に扁桃体に送り込むのではないか、と考えられているからです。

むろん、扁桃体にいったん貯蔵された記憶は、必要に応じてまた海馬に送り返されます。この記憶転送システム説を採用すると、さまざまな医学情報では語られていない〝記憶のメカニ

ズム〟に辻つまがとてもよく合うのです。

これは何を意味するのでしょう?

つまり、記憶力の低下など認知症の障害のさまざまは、海馬だけに注目していてもラチがあかない、ということです。

海馬のほかに扁桃体までやられたとき、本当に認知症が始まる——と考えるべきでしょう。

その傍証になるのが次の項です。

海馬より扁桃体のほうが萎縮の影響は大きい

「CT検査やMRI(磁気共鳴断層撮影)検査から、認知症患者は例外なく海馬と扁桃体が同時に、しかも極端に萎縮していることがわかった」——かつてこう発表したのは、東北大の松沢大樹名誉教授です。

そしてさらに新しい研究成果が出てきました。理化学研究所と大阪市立大医学部の共同研究がそれです。研究チームは、通称「PET検査」(陽電子放射断層画像法)で慢性疲労症候群の患者さん一〇〇人の脳を検査したといいます。

その結果は、「扁桃体の炎症が強い人ほど認知機能障害を強く訴えた」そうです。海馬の炎症が強い人は、抑うつ状態を訴えただけ。むろんうつ症状は認知症の前段症状ではありますが、「扁桃体の異常のほうがその影響力はより直接的である」――と推察しても間違いではないでしょう。

ホルモンが握る〝ストレス脳〟――ここにも扁桃体の影が

脳の話の前に、まず神経のお話をしましょう。

神経には体性神経と自律神経の二つがあります。

体性神経とは私たちの意志で動かすことができる神経のことです。たとえば頭がかゆいとき、手を上げて頭をかく。目の前でお子さんが倒れたら、助けようと手を伸ばす……。体内の筋肉（骨格筋を含む）に指令を出してからだを動かすのは、すべてこの体性神経の働きです。

ところが一方の自律神経は、私たちの意志の力ではコントロールすることができません。心臓の鼓動を調節したり、肝臓の働きや胃腸などの消化器官の働きを支えています。

なかでも内臓筋をコントロールして心臓の鼓動を早くしたり遅くしたりして、血管の血液の流れを調節する働きは、私たちの生命に直接かかわっているだけに重大です。

その自律神経は交感神経と副交感神経の二つによって成り立っています。

交感神経は、〝緊張型神経〟と呼ばれています。心臓の働きを高め、逆に胃や腸など消化器の働きを抑制します。そして末端組織の血管を収縮させるのも交感神経の役割です。

私たちがすごい恐怖を感じたとき〝鳥肌〟が立つのは、この交感神経の緊張によるものです。

一方、副交感神経は〝休息型神経〟と呼ばれています。交感神経とは逆に、心臓の働きを抑え、消化器系に重点的に血液を送り込んで消化を促進させます。また一般的には、血管を拡大させる働きをまかされています。

さて、ここからが脳の話です。

脳に過剰なストレスがかかると、副じん髄質から〝ストレス・ホルモン〟の「アドレナリン」と「ノルアドレナリン」が分泌されます。

アドレナリンは〝脳を鼓舞する〟ホルモンです。主に闘争心を高揚させます。よく、試合に勝ったスポーツ選手が試合後、「きょうはアドレナリンがたくさん出たので勝てた」などと発言するのはこのためです。

一方のノルアドレナリンは、不安や恐怖に見舞われたときによく出ます。増えすぎると自律神経のリズムが狂います。交感神経の暴走です。これが海馬の神経細胞にダメージを与えてしまうのです。これを〝ストレス脳〟といいます。つまり〝脳の使いすぎ〟状態です。

こういうときは脳トレなどで脳を鍛えるのは禁物です。マラソンで疲れきったからだにムチ打って筋トレをするようなものです。副交感神経をフル活動させて脳をリラックスさせなければなりません。

ストレスが弱いときは、ノルアドレナリンに対して〝ストレス対抗ホルモン〟の「コルチゾール」が出ます。コルチゾールは〝抑制するホルモン〟です。こちらは副じん皮質から分泌されます。その役割は前出の交感神経の働きすぎを抑えるブレーキ役なのですが、ストレスが強いと日常の生産量ではとてもまかなえなくなってしまうのです。

エッ？　そのストレスと扁桃体にどういう関係があるのかって？　そうそう、それがこの項の主題でした。

思い出してください。前述のとおり扁桃体の仕事はまず、〝好きと嫌い〟の感情表現でしたね。つまり闘争心は好きという感情をあらわし、不安や恐怖は誰でも嫌いです。ということは、ストレス・ホルモンの放出に扁桃体が大きくかかわっている――、その可能性は十分考えられるではありませんか。

「側坐核」でもシナプス消滅――ということの事実

「側坐核」も、海馬や扁桃体と同じく側頭葉部分にあります。認知症の世界でもこれまでほとんど問題にされなかった無名の存在でした。

ところが調べてみるとこの器官、なかなかの大物であることがわかってきました。ここに〝睡眠中枢〟があったのです。しかもすぐ隣り合わせに、睡眠とは正反対の〝目覚め中枢〟が同居していたのです。しかもこの目覚め中枢、単なるお目覚めだけでなく〝やる気〟(意欲)と〝行動力〟、そして〝快感〟の起爆剤になっている……。

この研究成果は、睡眠物質の研究で知られる大阪バイオサイエンス研究所の研究チームが平成二四年末に米科学誌『トレンズ・イン・ニューロサイエンス』に発表したものでした。

記事によると、この研究はマウスの睡眠中枢を探すことから始まりました。そして睡眠は「アデノシン」という物質が特定の受容体(レセプター)に結合することで促進されますが、側坐核にこの受容体が集中していることを発見したのです。

さらにこの側坐核が認知症にも大きく関与していることがわかってきました。別の研究で、マウスの記憶、認知力などの行動変化を若齢期、成熟期、老齢期のそれぞれで観察した結果、老齢期には記憶や認知の障害が見られた――といいます。

そこで脳内のどこに神経変性が見られるかを解剖学的に調べたところ、側坐核でシナプス(神経細胞の接合部)が消失していた……。

睡眠不足が認知症の大敵であることはほかでも触れてますが、やる気と行動力、そして快感が認知症の予防と回復の妙薬であることも併せて考えれば、「側坐核」の存在は無視できない一つのカギではないでしょうか。

脳の萎縮を促進する、意外な要因いろいろ

認知症は〝脳の糖尿病〟という説——アルツハイマーとの関連性

糖尿病がアルツハイマー型のリスク要因であることは以前からわかっていました。糖尿病患者さんがアルツハイマーを発症するリスクは、健常者の二倍以上にもなるからです。というわけでアルツハイマー型をⅠ型、Ⅱ型に続く〝Ⅲ型糖尿病〟と名付けたのは、米ブラウン大のスーザン・デラモンテ教授でした。

糖尿病は、インスリン不足や受容体の異常で糖分が細胞内にあふれかえる病気です。血糖値が上がります。

「受容体」とは、各種ホルモンの出し手を野球の投手にたとえると、その球を受ける捕手に当たります。いわば女房役。エース・ピッチャーが投げ込む剛球をア・ウンの呼吸で捕球して細

胞内に取り込みます。〝カギとカギ穴〟の関係ともいいますね。

でもその名捕手も、ときに筋肉疲労を起こしてベンチに下がってしまいます。糖尿病の発症です。

そのとき、脳では何が起きるのでしょう？　インスリンはもともと、糖分を細胞に吸収させて活動エネルギーを生むお手伝いをしているのですが、不足するとこの機能がうまくいかなくなります。当然、脳内の血糖値も上がります。

すると、脳は「糖分はたっぷりある」と誤認して神経細胞たちに「もう取り込まなくてよい」と指令を出します。新鮮な糖分の補給ができなくなり、脳神経のネットワーク（回路）も活発に働けません。

またインスリンが持つ分解酵素には、脳内のアミロイド・ベータも同時に分解してくれる機能があるのですが、あふれたインスリンの分解で手いっぱいになり、アミロイド・ベータまで手が回らなくなります。

アルツハイマー患者さんの脳では、インスリンをつくる遺伝子まで機能低下しているといいますから、なるほど〝脳の糖尿病〟と言われても過言ではないようです。

脳内ホルモンの受容体に異常があるとシナプスがうまく働かない

こちらも受容体異常の話です。

記憶は、脳神経細胞から脳神経細胞への情報伝達の総和です。この情報伝達の主役はシナプス（樹状突起）ですが、そのさいに必須なのが、通称〝脳内ホルモン〟と呼ばれる脳神経伝達物質です。とくに「アセチルコリン」がキー・ポイントですね。

脳神経細胞には、ニューロンとニューロンをつなぐ軸索の末端にあるシナプスの付け根に、それぞれ特定の神経伝達物質を受け入れる受容体（シナプス小胞）がついています。これがシナプスを活発に働かせる原動力だと考えられています。

つまり、この受容体が傷つくと神経伝達物質がシナプスに伝わらなくなり、情報のネット・ワークも遮断されてしまうのです。

神経伝達物質にはさらに、情報量に応じて電気信号を強く流したり、弱く流したりの調節機能も備えられています。そのおかげで情報をなめらかに伝えることができるわけです。

そう、神経伝達物質は神経細胞間の情報伝達をスムーズにやりとりするための潤滑油、といってもよいでしょう。

◆〝脳内ホルモン〟は認知症追放の名参謀、その絶妙の働き

〝脳内ホルモン〟は脳神経細胞を円滑に動かす神経伝達物質の総称です。いわば潤滑油です。そしてココロをいつも「楽しい」、「満足だ」、「やる気まんまん」などという状態にしてくれる存在です。以下、その働きを列挙してみましょう。

▼アセチルコリン――記憶力を増大させボケを防ぐ「休息ホルモン」

アセチルコリンは自律神経をコントロールするホルモンです。交感神経と副交感神経のバランスをとり、自律神経が正常に働くように調整します。

人は恐怖や不安に駆られて緊張すると、副腎髄質《ふくじん》からアドレナリンというホルモンが出ます。また怒って興奮するとノルアドレナリンというホルモンが出ます。

動物実験によるとウサギが敵を見つけて逃走するときにアドレナリンが大量に分泌され、ライオンが獲物を襲うときにはノルアドレナリンでいっぱい……。といいます。

いずれも急激なエネルギー生産が必要なときの生体システムなのですが、一方で血圧を上げたり血糖値を上げる〝副作用〟を持っています。

よくプロ野球の投手が勝利者インタビューなどで「今日はアドレナリンがたくさん出たので勝てました」なんてコメントしています。あれは「試合中、緊張感を持続できたので失投がなかった」という意味なのです。

アドレナリンやノルアドレナリンがたくさん出ると、交感神経がギンギンに働いてイライラします。そんなときこのアセチルコリンが十分にあれば、副腎皮質からコルチゾールというホルモンが出て副交感神経を刺激し、そのイライラを抑えてくれます。

コルチゾールはアドレナリン類とはまったく逆の働きをするので、〝アンチ・アドレナリン〟ホルモンと呼ばれています。これらの司令塔がアセチルコリンです。

▼セロトニン――〝いつもとっても良い気分〟の「満足ホルモン」

またの名を〝幸せホルモン〟。美しい景色を見て感激したり、美味しい料理を食べて感激したときなどに出ると言われています。

あるいは好きな人と会ったり、うれしいこと思い出したり……。

そういえば、お母さんが赤ちゃんにオッパイをあげているときには、セロトニンと同種の「オキシトシン」が出ているそうです。母性本能なのでしょう。

お母さん方の幸せそうな顔を見ればよくわかります。

セロトニンはまた、お酒を飲むと多く分泌されます。楽しいからです。

でも夜遅くまでお酒を飲んだ翌朝、ちょっぴり虚しい気分になったことありません？

それは飲みすぎた後悔の念からではありません。前夜にセロトニンが出過ぎた反動なのです。

▼ベータ・エンドルフィン――モルヒネの六倍の威力を持つ「鎮静ホルモン」

〝精神安定ホルモン〟とも呼ばれています。なにせその強力な鎮静効果は「モルヒネの六倍」というからすごいでしょう。

またベータ・エンドルフィンは、免疫軍団の最強刺客・ＮＫ（ナチュラル・キラー）細胞を活性化してくれます。ストレスで免疫細胞たちが萎縮しているとき、その害をシャットアウトしてくれるのです。

▼サイロキシン――〝病は気から〟、生き甲斐を生む「やる気ホルモン」

人間、花作りでも温泉旅行でもカラオケでも、好きなこと、楽しいことをやっているとお休みしていた遺伝子にスイッチが入って、やる気ホルモンの出番になります。

脳幹（間脳）の脳下垂体というところでサイロトロピンという脳内ホルモンがつくられ、甲状腺を刺激してサイロキシンを分泌します。これが〝やる気ホルモン〟です。生き甲斐の元になります。

▼ドーパミン――〝火事場の馬鹿力〟を出す「快感ホルモン」

またの名を「創造ホルモン」ともいいます。前出のサイロキシン効果で仕事や遊びに良い結果が出ると、とても良い気分です。すると快感中枢といわれる「A10（エーテン）神経」からドーパミンという脳内ホルモンが分泌されます。

何しろドーパミンは覚醒と創造性を専門としていますから、頭の中はいつもクリアーにリフレッシュされて、すばらしいアイデアがどんどん湧き上がってきます。

また火事のとき、かよわい女性が重いタンスをかつぎ出す〝火事場の馬鹿力〟、あの「ここ一番！」というときに瞬間的にとてつもない力を出すカテコールアミンも分泌します。

このドーパミンの働きを、人為的につくり出すのが麻薬です。

▼メラトニン――夜になると眠くなる「睡眠ホルモン」

メラトニンは睡眠を調整します。例の「体内時計」の一環で、私たちの生体リズムを司っています。昼間は交感神経を刺激してからだを覚醒させ、夜になると副交感神経を働かせて睡眠を誘います。

ちなみに漢方の世界には、「亥の刻に寝て、卯の刻に起きる」という言葉があります。これにはちゃんと脳内ホルモン的裏付けがあったのです。すなわち、亥の刻（午後九時から同一一時）はメラトニンがもっとも活発に出る時間帯、卯の刻（午前五時から同七時）にはセロトニンがたくさん分泌される時間帯だったのですね。

血流不足が引き起こす血液脳関門の誤作動

脳神経細胞は、つねにたくさんの酸素やブドウ糖（グルコース）を必要とします。酸素はからだ中の消費量の二〇％が脳で使われます。ブドウ糖は一日一五〇～一六〇グラム必要です。

なにせ全身でつくられるエネルギーの二五％が脳で消費されています。また心臓が送り出す血液の一七％が脳に送られています。

その血流がもし滞ったら……。情報伝達機能はもちろん、記憶の保存も引き出しもままならなくなります。さらにアミロイド・ベータやタウ・タンパクを老廃物として静脈に排出できません。アルツハイマー型の六〇％にその傾向が見られるといいます。

そのナゾ解きは、脳神経細胞についている「血液脳関門」にありました。

脳神経細胞は、栄養分を無条件で摂り込むわけではありません。よくよく吟味します。理由は、もし万一栄養分とともに有害物質まで一緒に脳内に入り込むことを防ぐための自衛作用です。細胞膜に特別な機能があり、これを「血液脳関門」といいます。いわば脳の関所で、特別な通行手形を持っていなければ通ることはできません。

もともと細胞膜には、有益なものは通して不要なものは排出する〝門番機能〟があるのですが、脳の場合はより厳重な〝関所改め〟が行なわれるのです。ここで血流不足が起きると、本来の役目を果たせなくなるわけです。

もちろん、ここでいう血流不足の対象は毛細血管です。毛細血管はその直径が七ミクロン。対して血液の主役・赤血球は八ミクロン。免疫細胞のリーダー白血球は一〇ミクロンもあります。でも赤血球や白血球は〝変形能〟といって自身を細長く伸ばして毛細血管をスリ抜けます。

ただし高脂血症や糖尿病、強いストレスなどがあるとこの変形能が衰え、形を変えることができなくなります。血液はきわめて流れにくくなります。ひどい場合は毛細血管のゴースト化です。

ちなみにこの関所を通過できる特別の手形を持っているのは、①活動エネルギーをつくるブドウ糖、②アミロイド・ベータを分解してくれるインスリン（分解酵素）、そして③神経伝達物質アセチルコリンの原料になるリン脂質（レシチン）の三つだけです。

そのインスリンも、濃度が高いとたちまち通行拒否！

脳は本当に繊細な存在なのですね。

誰もが知りたい超天才アインシュタインの脳の中身

相対性理論に光速度不変の原理、そして時間の歪み……。超天才アインシュタインの脳の中はいったいどんなつくりになっていたのか？　誰しも興味津々ですよね。

アインシュタインの脳は、七六歳で死去したあと、三～五センチ大の小片に切り刻まれて世界中の脳科学者たちの手に渡っています。しかもその数、解剖に当たった病理学者トーマス・ハーベイ博士の記録によると、なんと二四〇個。しかも行き先が転々としていたのです。

そこで追跡チームが結成され苦心の捜索をしたところ、二四〇個のうち一四八個の現在の所有者が確認されました。しかし、残る九二個はいまも所在不明です。みなさん、所持していることを公表したがらなかったのです。その理由はさまざまで、研究のためスリ潰してしまったり、秘密のコレクションとして墓場まで持っていく……。という人も。

いずれにしても入手できた範囲のピースを集めて検証したところ、次のような特徴が見られたといいます。列挙してみましょう。

①記憶の中枢といわれる「海馬」は、意外にも同年代の高齢者のそれよりやや強い老化の兆候が見られた。

②前頭葉にナゾのシワシワがたくさんあった。

③左右の脳をつなぐ脳梁（ブリッジ）が普通人より抜群に太い。

④頭頂葉では、上頭頂小葉は右脳のほうが大きく、下頭頂小葉では左脳のほうが二倍以上大きい。

⑤脳神経細胞を保護するグリア細胞の一種アストロサイトの数が多い……ｅｔｃ.

まず①です。これで天才の海馬は〝常人並み〟であることがわかります。

面白いのは②です。天才の前頭葉と頭頂葉が、常人に比べて相当発達していたことがわかりました。

なかでも前頭葉は、常人では三つのブロック（脳塊）で形成されているのが普通なのに、天才の脳には四つのブロックがあったのです。ブロック三つ分の容積に四つのブロックが入ったので、お互い押しくらまんじゅうをして深いシワシワが刻まれた、と推測されています。

このシワの天才の脳活動に対する影響力についてはまだよくわかっていませんが、もしかしたら脳神経細胞（ニューロン）の数が先天的に多かった可能性はあります。

注目すべきは③です。脳梁には神経線維が束になっています。それが太いということは、右脳と左脳の共同ネット・ワークがかなり強力に働いていたことの証明ではないでしょうか。

つまり天才の場合、左右の脳のバランスがすばらしい——ということです。ワシントン大のデイヴィッド・ヴァンエッセン教授はこう言っています。

「ひらめきや新発想が生まれるのは、左右の前頭葉や頭頂葉がお互いに連動して活発化しているときです。これを『デュアル・モード・ネットワーク』といいます」——天才脳の一端がわかった気がします。

さらに④の頭頂葉については、天才の脳断片を一四個所有しているマクマスター大のサンドラ・ウィルソン教授が「(天才の）頭頂葉は常人より一五％拡大していた」と一九九九年に論文で発表しています。

さて残ったのは⑤。天才の脳片を五個所有する脳神経学者のジョージ・コロンボ博士によると、天才のグリア細胞は「その数も量も平均より七三％も多かった」——と。

ただし認知症患者の脳でもなぜか同じ傾向が見られるそうで、現在研究継続中とのことです。で、興味の焦点はなんといっても遺伝子構造ですが、これまでは断片が小さすぎて試料不足のため解析は失敗続き。これからの研究に期待するとしましょう。

ところで相対性とはいったいどういうものなのでしょう？――この質問を受けたとき、アインシュタインはこう答えたそうです。

「熱いストーブに一分間手を乗せてみてください。まるで一時間くらいに感じられるでしょう。ところがかわいい女の子と一緒に一時間座っていても、一分間くらいにしか感じられません。それが相対性というものです」。

さすが天才の感性ですね。

いずれにしてもアインシュタインの知性の秘密は、たぐいまれな空間認識能力で思考を飛躍させ、光に乗って宇宙の彼方まで飛翔していたのかもしれません。

第3章
「脳神経は再生しない」の大誤解
——ニューロンがダメでもシナプスがあるサ

記憶の伝達、〝真打ちはシナプス〟説の根拠

ニューロンは死んだらおしまい、でもシナプスは再生できる？

みなさん、ご自分の脳の中、「ちょっと覗いてみたいな」とお思いではありませんか？最新のＭＲＩ（画像診断）でいまなら可能です。

で、ある人がその機会に恵まれました。すると眼前に広がったのは、脳の全面を覆うモジャモジャの毛の集団……。それはまるで、ブラシやホウキの材料として用いられる棕櫚の木のヒゲを野放図に散らかしたような状態です。

実はこれこそ脳神経細胞の姿でした。それはもう、からみ合いよじれ合い……。そして何かを見たとたん、これらのヒゲが突然、ピカーッと稲妻のように光ります。こっちが光ればあっちが光る。これがまさに情報のリレーという電気信号のやりとりだったのです。そしてわずか〇・一秒で脳全体に広がります。

さてここで、ちょっとお固いお話をしましょう。

「定説を覆さなければ科学は進歩しない」――と「はじめに」の冒頭で紹介した二〇一八年ノーベル医学・生理学賞を受賞された京都大学特別教授、本庶佑先生の言葉です。

母校・京大医学部の最終講義で、先生はこう述べました。「学問の世界も保守的で、定説に沿わないような論文はなかなか認められず苦労する。でも後世に残る研究とはそういうものだ」。そしていま、従来の医学常識に対する挑戦が始まっています。脳神経細胞の再生に関する研究もその一つです。

これまでの常識（定説）では、「脳神経細胞はすでに母親の胎内にいる間に完成し、生まれたときには大人と同数（約八六〇億個）。そして二〇歳をすぎたらあとは加齢とともに減る一方」とされてきました。つまり「再生など絶対にムリ」——と。前述のとおりです。

でも最近の研究では、さまざまなアプローチから「脳神経細胞の再生は可能である」——という説が出てきました。「再生できないのはニューロンの話。でもシナプスは別」というのです。

これは「脳神経細胞の〝真打ち〟はニューロンではなく実はシナプスだ」という考え方にもとづいています。つまり「ニューロンはいわば機械の支柱にすぎず、実際に稼働しているのはこのシナプス」——というわけです。

シナプス（樹状突起）は、その名のとおり触手を四方八方に伸ばし、前述のように視覚情報や音声情報、味覚や触覚や臭覚などの五感情報も幅広く収集します。そして隣り合うニューロンから伸びたシナプスとお互いにからみ合って情報を伝達します。つまり「神経回路網」とか

「神経ネットワーク」といった場合、その主要部分はこのシナプスが握っている、といっても過言ではない——ということです。

その証拠——と言っては何ですが、このシナプスはニューロンと違ってどんどん増殖・分裂する特性を持っているそうです。そこで生後すぐ、「刈り込み」という特殊な摂理が働きます。自然淘汰による細胞死です。シナプスがモジャモジャに増えすぎると、その一本一本が細く弱々しくなってしまうからです。でもこの刈り込みによって、残ったシナプスが太くたくましくなるのです。ということは「シナプスには大人になっても新生する可能性があるのではないか」——そう解釈するのは考えすぎでしょうか?

ところでこんなシナプスに新たな強敵が現れたようです。それはアミロイド・ベータでもタウ・タンパクでもない新顔のタンパク質「MARCKS」です。東京医科大の研究チームが発見したこのタンパク質は変質すると、なんとシナプスを特定的に攻撃してアルツハイマーを発症させるのではないか、というのです。本当に定説はすぐくつがえるようです。

頭の良し悪しが生まれつきでは決まらないナゾ

ニューロンの数はたしかに遺伝的に決まっているのかもしれません。みなさん、オギャーと産まれたときから同じ素材を持っているとすれば、人間の知能もまた万人同一……。ということになりますね。

ところが世の中には、正直に言って〝頭の良い人〟と〝頭の悪い人〟がいます。その差はどうして生じるのでしょう?

その疑問に対する答えとして、私たちは「それはニューロンの数ではなくシナプスの数によるのではないか?」と考えました。おびただしい数の情報を処理するシナプスが脳神経回路(ネットワーク)の中枢だとすれば、その数と働きしだいでチャンネルが広がり、頭の回転が良くなって「あいつはマルチ人間だ」などと言われるようになるのでは……。

では、このシナプスの数を増やして働きを良くするにはどうしたらよいのでしょう? 二つ目の疑問です。これには「それは知的好奇心だ」という説があります。

脳に刺激が与えられるほど、たとえシナプスが損傷してもただちに修復・再生され、より機能を高めることができる、それも認知症に関係する空間認識力(見当識)や時間認識、記憶力などに大きく影響しているのではないか——と。

〝シナプス人間〟の典型は日本の天才鬼才・葛飾北斎

「後天的にシナプスを伸ばして偉業を達成した可能性のある人物は誰だと思いますか？」

——そう問われたら、みなさんはアインシュタインやレオナルド・ダ・ビンチなどの名を挙げるでしょう。でも私たちはあえて、葛飾北斎をノミネートすることにしました。

この人は日本が誇る鬼才、森羅万象を描きつくした、不世出の絵師です。一九九九年には米『ライフ』誌が選出した「この一〇〇〇年で優れた業績を残した世界の一〇〇人」に日本人でただ一人選ばれています。ゴヤ、ゴッホやマネなど西洋の一流画家たちにも大きな影響を与えました。またドビュッシーの交響詩『海』を触発したといいます。

そして平均寿命五〇歳の時代に九〇歳まで生き、とくに七五歳を過ぎてから『富嶽三十六景』を始めとする傑作を次々と世に送り出しました。

生涯で残した作品は約三万点。ピカソの一五万点にはおよびもつきませんが、その範囲は役者絵に始まって風景画、漫画など実に多彩です。

その秘密は、この人のたぐいまれな「空間認識力」でしょう。『神奈川沖浪裏』とか『山月白雨』に見られる大胆な構図は、まさに〝鳥の目〟ともいうべき俯瞰によって構成されています。

地上の風景を、想像で二五〇〇メートルの高みから眺めることができたのです。

これは高齢の北斎の脳内でシナプスがグングン増えた結果？　と考えると納得です。ましてや北斎は六九歳のときに病名「中風」を患います。いまでいう脳梗塞です。悪くすると手足の動きが効かなくなります。画家にとっては致命症です。

でも北斎はこのピンチを、独特の柚子薬酒療法と気力で克服します。このとき多くのニューロンが死滅したはずなのですが、北斎の脳内ではこれを補ってシナプスが発達したのでしょう。

シナプス再生への夢を賭けて、続く挑戦

それは「脳内GPS」の発見から始まった

まずは認知症研究に大きく貢献した二組の人たちのお話をしておきましょう。

私たちが考える第一の功労者は、動物の〝脳内GPS〟を発見して二〇一四年度のノーベル医学・生理学賞を得た、ロンドン大学のジョン・オキーフ教授ら三人です。

三人は、動物が自分の現在位置を特定するために使っている脳神経細胞の存在を発見、認知症の空間認識（見当識）にかかわるメカニズム解明に寄与しました。脳が状況に応じた立体地

図をつくり、私たちを間違いなくナビゲートしていることがわかったのです。

つまり脳内でGPS機能（衛星利用測位システム）が働いていることを明らかにしたのでした。

これに先立つ二〇〇八年、同じくノーベル化学賞がある日本人研究者に授与されました。ボストン大学医学校の名誉教授だった下村脩博士です。博士は、クラゲから緑の蛍光色を発するタンパク質「GFP」を発見し、その応用法を開発したことが評価されたのです。

その後、世界の研究者がこのタンパク質の遺伝子を利用して、脳神経細胞の発達過程などこれまで見ることができなかったプロセスを追跡することができるようになりました。オワン・クラゲ八五万匹を採集、一七年かけて研究した努力が報われたのです。

そして一〇年後の二〇一八年末、下村先生の研究成果を土台に新しい発展がありました。九州大学疾患情報研究分野の今井猛教授や理化学研究所などの共同研究チームが、脳神経細胞の一本一本を異なる色で輝かせる手法をマウスで開発、英オンライン科学誌に発表したのです。

チームは下村先生がクラゲから見つけた前出のGFPに着目、さらに赤や青色に光る類似のタンパク質を組み合わせて別の色をつくり出し、六〇種類以上もの脳神経細胞の色分けに成功したのです。

もちろん同種の研究はこれまでも世界の研究者たちが取り組んできましたが、残念ながら明るさが不十分で見分けにくいものでした。でも同チームのものは、従来と比べて一〇倍も明るく、複雑にからみ合う脳の神経回路の様子がよくわかります。

九州大学の今井先生はこう話しています。「今後は色の種類をもっと増やし、脳全体で配線を見分けられるようにして、脳の機能や疾患の理解につなげたい」――と。

ところでこのクラゲ、最近は〝癒しの生き物〟として水族館などで人気といいますが、姿の愛らしさだけでなく実に不思議な能力を持っているんですね。というのも、その仲間に不老長寿どころか元の赤チャンにまでどんどん若返ってしまうヤツがいるんです。

その名は「ベニクラゲ」。地球上に生存するおよそ一五〇万種の生物中で唯一、〝若返り能力〟が確認されているそうです。なんでも針で突くなどの強いストレスを与えるとすぐ若返りを始めて、あるベニクラゲはもう一四回も若返りを繰り返しているそうです。

和歌山県白浜町にある、その名も「ベニクラゲ再生生物学体験研究所」（久保田信所長）で実験が行なわれています。研究のし甲斐がありそうですね。

「幹細胞」が残っていれば、シナプスは再生できる！

「幹細胞」とは、わかりやすく言えば〝細胞の原型〟です。生殖のさい、受精卵が細胞分裂（卵割という）を繰り返して増殖する過程で、それぞれ異なった形や機能を持つ細胞（多能性幹細胞）

に分化します。そして人体のさまざまな臓器細胞に成長していきます。

ところが、ごく一部だけは幹細胞のまま残ります。その臓器細胞が損傷した場合、修復のために備えられた〝生命の摂理〟――ということでしょう。ただ、これまでの〝常識〟では「臓器が死ねば幹細胞も一緒に死滅する」と考えるのが一般的でした。当然、脳神経細胞も同じことです。

でも、がん細胞のことを考えてください。がん細胞を手術で根こそぎ除去したはずなのに「また転移した」――という話をよく聞きますよね。これは、手術してもしぶとく生き残った幹細胞が、「エクソソーム」という物質（細胞メッセージの運び屋）と結合して好きなところへ逃げ出した――としか考えられません。

手術しなければしないでなおのこと、ちょっと居心地が悪くなっただけでサッサと転移する。

本当にがん細胞というのは、免疫細胞には「オレは仲間だから攻撃するな」とか、血液細胞には「オレのところに優先的に栄養分を回せ」などとフェイク（ニセ）・メッセージを送り、トシをとっても自分だけはぬくぬくと生き延びて増殖する悪いヤツです。

でもそれなら……。と私たちは考えます。

脳神経細胞だって同じじゃないの？――と。

そりゃあ脳神経細胞はがん細胞に比べたらウソのつけない〝超善玉〟ですが、それにしたたっ

て死んでも幹細胞の一つや二つは残っているんじゃないの？　というわけです
このいわば〝常識破り〟に挑戦したのが慶応大学の岡野栄之教授です。

そして発見しました。

「（加齢した）大人の脳にも幹細胞は残っている！」——と。

一九九七年のことでした。

そこで岡野先生は、この残っている幹細胞を「どうやってよみがえらせるか」と考えました。残ってる幹細胞だけでは力不足ということで、援軍の幹細胞を脳神経に送り込むことにしたのです。

岡野先生の業績を紹介するテレビ番組によると、先生はマウスから特殊なバイオ技術を使って取り出し培養した幹細胞を、モデル・マウスの脳内に点滴投与したといいます。そして実験は見事に成功、マウスの脳内で幹細胞が活性化し、「シナプスが再生した！」というのです。

つまり、脳内の神経回路（ネットワーク）を再構築できた、ということになりますよね。米スタンフォード大学のスタインバーグ教授が行なった同様の実験でも、脳梗塞患者一八人中一四人が言語障害から回復した、といいます。今後の研究が楽しみです。

さて、次はちょっと〝世にも不思議〟な話ですよ。

謎の酵素「カスパーゼ」には軸索再生の可能性がある

細胞には〝殺し屋〟がいます。というとちょっとひどい表現かもしれませんが、人体には老朽化して不要になる細胞がいくつもあります。これを捨て、新しい元気な細胞に取り替える必要があるのです。年齢に応じて少しでも元気に日常活動をするためです。

この生理作用を「アポトーシス」といいます。〝細胞の自殺〟です。正確には、あらかじめ遺伝子にプログラミングされている細胞死――のことです。確かに自殺には違いないのですが、これにはヘルパーが必要でした。つまり〝殺し屋〟の存在です。まあ、日本流に言えば武士の切腹に立ち会う介錯人……。といったところでしょうか。

で、この役をつとめるのが「カスパーゼ」という特殊な（専用の）酵素です。カスパーゼは、細胞の大事な構成要素であるさまざまなタンパク質を根こそぎ切断・破壊して細胞死を完成させます。

ところがこの殺し屋カスパーゼ、なぜか脳神経細胞のような重要な細胞に対しては手加減するようなのです。つまり根こそぎのアポトーシスではなく、いくつかお目こぼししているのではないか？　という疑問が湧いてくるのです。そう、細胞の〝殺し屋〟がターゲットの細胞を助ける……。

これが事実とすれば、まさに人体の不思議ではありませんか。

実は、それを証明するような研究が最近の英科学誌『ネーチャー』電子版に発表されました。「酵素カスパーゼには、切断された脳神経細胞（軸索）の再生を促す働きがある」というのです。突き止めたのは、名古屋大学分子生物学の久本直毅教授の研究グループです。

軸索は、前述のとおり、ニューロンとニューロンをつなぐ脳神経細胞の重要な一部分ですから、この軸索が切れる（死滅する）と当然神経細胞は機能しなくなるはずです。ところがこの軸索が自然に再生するケースがあることはこれまでも知られていました。でもその詳しい仕組みはわかっていませんでした。

そこで研究グループは、線虫（細長い形をした虫の総称。人に寄生する回虫もその一種）のニューロンから伸びた軸索をレーザーで切断して観察しました。するとその中に、軸索が再生した神経細胞があったのです。それは、カスパーゼの働きで全滅したはずの神経細胞のタンパク質が〝生き残っていた〟ということを意味します。

それればかりではありません。カスパーゼが働いて細胞が死ぬと、その証拠でもあるかのように脂質の一種「ホスファチジルセリン」という物質が放出されるのですが、生き残ったタンパク質がこのホスファチジルセリンと結合、こんどは細胞の再生にかかわる〝正義の味方〟に大変身して活性化、軸索の再生を促したのではないか……。

そうとしか考えられないのです。

一方、アポトーシスに対して同じ細胞死でも事故や傷害による場合を「ネクローシス」といいます。こちらの場合はカスパーゼがからんでいないので、細胞は一度死んだらどうにもならないようですが……。

いずれにしてもこれからカスパーゼの活用法が開発されれば、ヒトの脳神経細胞での軸索再生に応用される日がやってくることでしょう。

右脳の神経細胞の助けを借りる「右脳バイパス効果」

「記憶」は、脳に「定着させる」、「保存させる」、そして「引き出す」（思い出す）の〝三位一体〟でこそ成立します。脳神経細胞が死んでも、記憶は失われずに保存されています。

記憶は保存するだけが能ではありません。保存した記憶を思い出してナンボです。認知症で問題なのは、むしろ記憶を蘇らせる機能が弱ってしまうことでしょう。

そこで次にご紹介するのは、言語の記憶回復に特化した「右脳バイパス効果」です。死んだ脳神経細胞を蘇らせるもう一つのアプローチです。言語を司っているのはもっぱら左脳です。その神経細胞が機能を失ったとき、その肩代わりを右脳にお願いしよう、ということです。

この研究は、失語症の回復から始まりました。ツールとして用いたのが音楽です。たとえば言葉を音楽にのせ、同時に左手を動かす。ご存知のように、右脳は〝芸術の脳〟とも言われ、音楽にはとても敏感に反応してくれます。さらに左手は右脳の支配分野ですから、右脳の神経細胞が活性化します。

簡単なようですが、これがよく効いたのです。こうして失語症を克服した人が次々と現れました。この療法は一九七〇年代にはアメリカで「ミュージック・イントネーション・セラピー」として結実しました。

これは左脳に新しい神経細胞が再生したか、あるいは脳神経細胞をサポートする（代わりとなる）別な神経細胞が誕生したとしか考えられません。

まさに音楽が脳に起こした奇跡――と言えましょう。

ただし、用いる音楽には条件があるようです。というのも、ポイントはあくまでも脳が〝心地よく感じる〟ことが必要で、必ずしもその人が好きな音楽ではない、ということです。

脳神経細胞の働きを徹底究明せよ！　登場した「光遺伝学」は将来のノーベル賞候補とか

記憶にもいろいろあります。快感を蘇らせる記憶、恐怖を感じる記憶、仲間を認識する記憶、言語・知識の蓄積に関する記憶……ｅｔｃ．

これらにはそれぞれの〝専門〟の神経細胞と器官がかかわっていることがわかってきました。

このメカニズムが解明できれば、認知症の治療をより緻密、より繊細に行なうことができるでしょう。

以前、その一方法として電気ショック法が用いられたことがありました。

前述のとおり、脳の中では無数の神経細胞が電気信号で情報をやりとりしています。記憶はこうした神経細胞の複雑な回路によって支えられているわけですね。でも、神経細胞同士がどのようにつながり、情報処理が進むのかがわからない、その謎を解こうとする試みでした。

ところが電気で刺激するやり方では、電極周辺の細胞がすべて影響を受けてしまうため、どの細胞がどう関係しているのか明らかにできませんでした。

そこに登場したのが、「光遺伝子」（オプト・ジェネティクス）という画期的な手法でした。

二〇〇〇年代後半に、米スタンフォード大学のカール・ダイセロス教授（神経学）らが開発しました。光に反応するタンパク質を遺伝子操作によって神経細胞につくらせ、そこに光を当てると特定回路の細胞の動きが浮かび上がる……。というのです。

命名の由来は「光技術と遺伝子操作を組み合わせたから」。そのメカニズムはこうです。

ダイセロスさんは、淡水に生息するある種の藻類が光に反応する細胞を持っていることを発見、そのタンパク質「チャネルロドプシン」の遺伝子を抽出して脳神経細胞に埋め込みます。

そこに特殊な技法で光を当て、狙った細胞の活動だけを制御する――ということです。

これによって記憶を蘇えらせるだけでなく、これまで不明だった「脳のどの部分がどのように働いているのか?」「どの部位とどの神経細胞がどのように作用し合っているのか?」などをピンポイントで探ることができるようになります。いわば脳機能の全容解明に向け、突破口を開いたのです。

そもそも私たちは、「脳っていったい何をやっているのか?」という根本のことさえよくわからなかったのですから、これは大きな進歩ですね。そしてうまくいけば、認知症の種類によってそれぞれ該当する部分の脳神経細胞をコントロールすることができるようになるかもしれません。脳神経細胞の再生にとっても、これは大いなる朗報と言えるでしょう。

ただ、まだまだリスクもあります。それは藻類の遺伝子という〝異物〟を哺乳類（ヒト）の脳に入れることです。一般的には毒になります。その安全弁をどう押さえるかですね。

しかしこの研究、二〇一八年度の「京都賞」を受賞しています。京都賞は「ノーベル賞の前段」といわれる権威ある賞で、日本人では大隈良典、山中伸弥の両ノーベル賞博士が受賞しています。そしてダイセロスさんは四七歳という史上最年少の受賞者になりました。

そこで再び疑問。「そんなに良いものなら、認知症の患者さんにも光を当ててみればいいいんじゃない？」――と。

いや、そう簡単にはいきません。それは実験に遺伝子操作をしたマウスを使っているからで、ヒト相手にはそう軽々に遺伝子操作をすることはできません。

ゆえに簡単には応用できないのです。

でもこの問題もまたいずれ解決するはずです。こちらの研究もどんどん進み、五〜六年後にはヒトに対する治験が始まる、ともいわれています。

成功すれば〝将来のノーベル賞候補〟間違いなしでしょうか。

ついに出た実証、脳神経細胞再生に成功した「白澤メソッド」（サイトカイン療法とは）

本書の監修者である白澤卓二先生が脳神経細胞に対する独自の再生プログラムを開発したきっかけは、二〇一六年、メキシコで発達障害の患者さん（主に小児）の治療に神経再生療法を応用していたカルロス・アギラー医師との出会いだったそうです。

白澤先生はそのアギラー医師から、「Ｐ３００」という機能性脳波検査により神経回路のダメージと再生を正確に評価できることを教えてもらいました。小児には幹細胞がまだたくさん残っていますから、神経再生は比較的容易です。

そこで白澤先生はひらめきます。もし認知症患者さんに増殖可能な幹細胞が残っていて、そこに胎児脳の発生プログラムを注入すれば脳神経細胞を復活させることができる！

さらに二〇一八年には、デール・ブレーデセン博士が発表した『アルツハイマー病、真実と終焉』というベストセラー本の翻訳作業を監修しました。

この本には「解毒・栄養療法」という新しいアルツハイマーの治療選択肢が提示されていて、しかもＭＣＩ（早期）患者に対して九割の認知機能改善効果が記載されていたのです。

さあ、白澤先生オリジナルの「サイトカイン療法」の誕生です。先生は早速「御茶ノ水健康長寿クリニック」で、認知症の患者さんに提供を始めます。そしてこれまで多くの患者さんに試した結果、なんと驚くべきことに全例で神経再生を確認したのです。認知症の神経再生治療が可能な時代になったのでした。

サイトカインというのは、ヒトの体細胞から分泌される微少なタンパク質で、細胞の相互作用、とくに免疫や感染の炎症などに関連する生理活性物質をいいます。標的となる細胞に対して増殖や分化・機能の発現、そして細胞死などの、さまざまな反応を引き起こします。

そして先生が治療に用いているサイトカインは、胎児性の発生プログラムを動かしている内因性のものです。ちなみに幹細胞というのは増殖・分化するだけでは不十分で、その後、成熟した細胞がシナプスをつくって電気が流れないと意味がありません。つまり患者さんの脳内で胎児脳の発生プログラムを再起動させよ、というわけです。

さらに白澤クリニックでは、これを飲みやすく〝カクテル状〟にしているのが特徴です。タンパク製剤のペプチド（アミノ酸が短い鎖状につながった分子）を高速液体クロマトグラフフィーにかけて精製し、それを生理的食塩水に溶かします。ペプチドが脳神経細胞に特異的に働き、幹細胞の分化・再生を誘導してくれるのです。

ただしこのカクテル、一気に飲み干しては効果が出ないそうです。唾液でゆっくりなじませてからでないと、胃液中のタンパク質分解酵素ペプシンによってアミノ酸に戻ってしまうからです。そのため口に含んで三〜五分間は留保します。また体内に届いたとしても、血液中のキナーゼ酵素によって一二時間以内に分解されてしまいます。

そのため一日三回の投与が必要。

これを四ヵ月続けてワン・クールだそうです。

このサイトカインカクテルは、一般的な「サプリメント」のように栄養素を補給するというものではありません。では薬かというと、厳密な意味で化学合成された物質による薬剤というものとも少し違います。「ただし、効果としては医薬品に近いイメージとして理解していただければよいでしょう」と先生は言われます。

服用し始めてから効果が出てくるまでの期間として、幹細胞が分化して成熟した回路になれる条件が整うまでに、だいたい二八日ほどかかります。

さらに神経回路が安定して機能するには数ヵ月が必要です。数ヵ月経つと脳波に変化が出てくるので、神経再生をした証拠が得られますが、またそのときには、ほとんど症状は変わりません。目に見えて症状が変わってくるには、半年から一年ぐらいはかかるようです。

これは症状や個人差もあって一概には言えないのですが、神経再生に有利な体質や条件として水銀濃度が低い、ビタミンBやDの欠乏がない、ホルモン値が整っている、グルテンやカゼインの抗体がないというように、神経細胞の再生を邪魔するものがないほうがやはり有利です。

条件を満たしていないと足を引っ張ります。

回復の兆候として最初に現れるのは、妄想などの症状がおさまって落ち着いてくること、患者さん自身が笑顔で戻ってくること、そして職場復帰への意欲が湧いてくること。

効き目が現れやすい人の場合、神経再生療法を開始してから三ヵ月しか経ってないにもかかわらず、「明らかに自分がよくなっている」と実感するそうです。

先生はこうもこう言っています。

「私は外来で本治療法のメカニズムを患者様とその家族に詳細に説明しています。神経幹細胞にサイトカインが結合する分子メカニズム、サイトカイン受容体から幹細胞にどのようなシグナルが伝達されて、神経細胞に分化のコミットメントが誘導されるか。

神経細胞が突起を伸ばしてシナプスを形成すると神経伝達物質がターゲットの神経細胞に伝わり、電気信号として脳の中のネットワークをめぐっていること、このネットワークの再構築が記憶や学習といった認知機能の再構築軸につながること、などです」

残念なのはこの先端治療が日本ではまだ自由診療で、標準的な保険診療として広く、誰にでも受けられる治療法になっていないことですね。

「iPS細胞」が切り開く、脳神経細胞再生の未来図

「iPS細胞」とは何か――〝幹細胞革命〟を起こしたその実像

前述のように、脳神経細胞の再生に幹細胞が有力であることはすでにわかっています。でもそこに大きなネックがありました。それはマウス実験では成功しても、人体への応用がなかなかむずかしい――ということです。

幹細胞の研究は、病気やケガで失われた臓器などを再生するための医療として数一〇年前から始まりました。最初にできたのはマウスの受精卵（胚）から取り出した「ES細胞」（胚性幹

細胞）です。一九八一年のことです。

そして一七年後、こんどはヒトの受精卵から取り出した「ヒトＥＳ細胞」（多能性幹細胞）が陽の目を見ました。こちらは人間の受精卵でつくられた幹細胞ですから、人体のどんな臓器細胞にも適合します。

期待は大いに高まりましたが、ここで問題が発生します。発生初期の胚とはいえ、将来はヒトになるはずの受精卵を壊すわけですから、「精子と卵子が合体した受精卵はすでに生命そのものである」という声が宗教界などから上がりました。「正常な受精卵を壊す行為は生命倫理に反する」というわけです。

それに患者さん本人が受精卵を持っていなければ、必然的に他人のＥＳ細胞からつくった組織や臓器を移植することになります。その場合、拒絶が起きかねません。そこで各国政府がＥＳ細胞研究に自主規制をかけるようになりました。

そこに登場したのが「ｉＰＳ細胞」（人工多能性幹細胞）です。ｉＰＳ細胞は人の受精卵とは関係なく、人間の皮膚などの体細胞にごく少量の遺伝子を導入し、数週間培養することによってつくられます。さまざまな組織や臓器の細胞に成長する能力と、さらにほぼ無限に増殖する能力を併せ持つ優れものです。

ＥＳ細胞を〝天然〟とすれば、こちらはあくまでも〝人工〟。名付け親は、世界で初めてｉＰ

S細胞の作製に成功した京都大の山中伸弥教授です。ご存知のように二〇一二年のノーベル医学・生理学賞を獲得しています。脳神経細胞の再生が夢ではなくなった瞬間でした。

この技術開発によって、認知症対策においてもさまざまな可能性が広がってきました。

まずiPS技術でつくり上げた脳の立体模型を使って、生きた人間の脳を切開することなくアルツハイマーの病状を再現できるようになりました。脳神経の動きをリアルタイムで見ることもできるそうです。

これにより、認知症の発症メカニズムも次々とわかってきました。たとえばアルツハイマー型の原因です。「アミロイド・ベータ元凶説」が浮上しながら、相次ぐ新薬開発の失敗で業界に「間違っているのでは?」と疑心暗鬼が広がっていましたが、iPS細胞の活用でそれが事実であることが確かめられたのです。

そしていよいよ本番の「脳神経細胞の再生」について。

まず健常者の細胞からiPS細胞をつくります。さらにそこから神経の元になる幹細胞を作成、これを神経細胞への分化や伸長を促進する特殊な薬剤で処理したあと、脳神経細胞を損傷した患者さんの脳内に移植する……。

理論的にはこうなります。

この手法は、一般の神経では動物実験に成功しています。その一つが、慶応大学の研究チームが行なった慢性セキ髄損傷の治療成果です。

脳とからだをつなぐ神経が傷ついて手足がマヒし、動くことさえままならなくなるセキ髄損傷は、損傷から間もない場合は回復する可能性がありますが、半年以上過ぎて慢性期に入るともうお手上げ、とされています。

そこで研究チームは、損傷後四〇日のマウスの患部にこの手法を用いて神経細胞を移植。すると間もなく損傷部の神経がつながり、脳からの信号伝達が再開されました。そのマウスはおよそ二ヵ月後、自分でからだを支えて動けるまでに運動機能が回復した――ということです。

この成果をもとに、同チームは「次はヒトで成功させる！」と意気込んでいます。

というわけで、この手法がヒトへの脳神経細胞の移植、そして再生に応用される日も近い――と私たちは願っています。

実現すれば、まさに認知症治療の救世主になることでしょう。

さらにｉＰＳ細胞のよいところは、数多くつくれることです。現在では髪の毛一本からでも作製できるそうです。実験に惜しげもなく使えます。しかもその多能性は、六歳児から八一歳の老人までどの方から採取しても大きな違いはない、というのですからホントに使い勝手がいいですね。

おかげでいまは心筋や目の網膜再生を始め多くの治療現場で成果を上げています。

究極の「再生医療」は脳組織の丸ごと移植?

人類を死の恐怖から解き放ってくれる先進医療のシンボル――それが「再生医療」です。細胞内の遺伝子変異を見つけてDNA配列を修復し、遺伝子暗号の誤作動を防ぐのが遺伝子治療なら、問題を生じた細胞を臓器ごと取り替えてしまおう、というのが再生医療です。

認知症も例外ではありません。

iPS細胞の登場によって、脳神経一本一本の配線図が少しずつわかってきました。もちろんその機能そのものはまだまだ神秘ですが、ともあれ脳組織全体を立体的に復元することも可能になったのです。となれば、次は脳組織全体の丸ごと移植です。これならば壊れた神経細胞をいちいち気にすることはありません。あるいはまだ認知症を発症していなくても、〝そのとき〟のために自分用の複製した脳を保存しておくこともできますしね。

科学の世界では、すでにiPS細胞から立体的な脳組織をつくることに動物実験で成功しているそうです。五～六年前のことです。

脳組織丸ごととはいきませんが、部分的な移植はすでに行なわれて成功しています。

ヒトのiPS細胞から神経伝達物質「ドーパミン」を分泌する神経細胞をつくり、パーキンソン病の症状を持つカニクイザルの脳に移植したのです。京都大学iPS細胞研究所・高橋淳准教授（神経再生学）らのグループが発表しています。

第1章でご紹介したとおり、パーキンソン病は手足が震えたりからだがこわばるなどの症状が特徴の難病です。〝快楽ホルモン〟と言われるドーパミンを出す神経細胞の減少が原因とされています。でもその減少を食い止める方法はいまのところありません。

しかしこの部分移植の結果、新しい神経細胞はサルの脳内で半年にわたって活動し、ドーパミンを放出し続けた、というのです。しかもその症状は移植前より小さくなった——と。

ヒトのiPS細胞からつくった神経細胞を、人間に近い霊長類の脳内に移植して成功したのはもちろん初めてのこと。なにせ私たち人間とチンパンジーの遺伝子の違いはたった一・二三％ですから、サルで成功したことはヒトでも可能、ということでしょう。

パーキンソン病にとどまらず、アルツハイマーを始めとするさまざまな認知症治療への応用は十分可能です。

第4章
「認知症に効くクスリはない」の大誤解
——進む新薬・治療法の開発、アッと驚くアイデアも

認知症よさらば！　ここまで来ている近未来医療の最前線

現在使われているクスリ（アルツハイマー用）の効果と限界

現在、日本で認可されているアルツハイマー用のクスリは次の四剤です。

①ドネペジル（商品名アリセプト）
②リバスチグミン（商品名リバスタッチ・パッチ、イクセロン・パッチ）
③ガランタミン（商品名レミニール）
④メマンチン（商品名メマリー）。

ただし、いずれも症状の進行を遅らせるといった効果しか期待できず、進行を止めたり病状を改善させたりする力はありません。脳内に蓄積されていくアミロイド・ベータやタウ・タンパクの除去には、残念ながらほとんど作用しないのです。

四剤のうちもっとも古いのは、一九九九年に発売された「ドネペジル」です。その効用は、記憶や学習などにかかわる神経伝達物質の「アセチルコリン」を増やすことです。なぜかというと、アルツハイマー病を発症するとアセチルコリンが激減することがわかっているからです。

理由は、なぜかわからないけれどアセチルコリンを分解してしまう酵素、コリンエステラーぜがのさばってくるからです。そこでドネペジルを補給してコリンエステラーゼの活動を阻止しよう、というわけです。「リバスチグミン」も「ガランタミン」も同じ効果を狙っています。

ところが、アセチルコリンにとって厄介な存在がありました。アミノ酸の一種である「グルタミン酸」です。なぜかこちらも海馬の中にたくさんあります。好意的にとればアセチルコリンの働きをサポートしているのかもしれません。

でもこのグルタミン酸、〝増えすぎる〟とアミロイド・ベータなどの悪玉タンパク質を活性化させてしまう〝毒〟を発散してしまうのです。記憶の定着を邪魔したり、神経細胞そのものを傷つけてしまいます。さらに患者さんをイライラさせたり、暴言・暴行など周囲への攻撃性を刺激する元凶――とされています。一時は、アルツハイマー病の原因、とも疑われていました。

まさに〝減って困るアセチルコリン〟〝増えて困るグルタミン酸〟という図式です。そこで登場したのが「メマンチン」です。これはグルタミン酸の濃度を下げるためのクスリです。

そのやり方は、脳神経細胞にあるグルタミン酸専用の受容体（受け取り口）であるＮＭＤＡにフタをしてしまおう、ということです。

ただし微妙なのは、グルタミン酸の濃度が下がりすぎても困ることです。あくまでもアセチルコリンとの〝共闘〟を維持できる量に抑えること。そこでこの種のクスリは〝拮抗薬〟と呼ばれています。拮抗とは、互いに同じくらいの力で張り合うこと。患者さんの病状に合わせて、使用する量を絶えず増減することが求められます。

しかしいま、状況はかなり変わってきました。かつて一時期、〝連戦連敗〟が続いていた新薬開発が、めざましく進歩しています。認知症に対して根本的に改善が期待できるクスリや新技術の研究が相次いでいるのです。以下、個別にご紹介していきましょう。

始まったアミロイド・ベータとの戦い、まずは「抗体（ワクチン）療法」で

これは免疫療法の一つです。免疫療法は大別して「ワクチン療法」と「抗体療法」の二つがあります。

「ワクチン療法」は、アミロイド・ベータを脳に直接投与して脳内に抗体をつくらせ、アミロイド・ベータの増加を防ぐのが狙いです。短時間で生産でき、製造コストも安くつくので安価で供給できるというメリットがあります。ただ、人（症状）によっては刺激が強すぎて、脳の正常な組織まで攻撃してしまうデメリットが生じる場合があるといいます。そこで改良版として生まれたのが「抗体療法」です。抗体を使うという点では同じですが、こちらは体外でアミロイド・ベータの抗体をつくって投与します。その点、効力はやや落ちるのですが、その代わり副作用の心配はグンと小さくなります。さあ、もっと具体的にお話ししましょう。

（1）抗体療法として期待の高い「アデュカヌマブ」

抗体療法の一番手を走るのが、静脈内投与（注射）で行なう「アデュカヌマブ」でしょう。つい最近、条件つきではありますがＦＤＡに認証されました。エーザイと米バイオジェンヌ社が共同で手掛けています。蓄積したアミロイド・ベータを溶解し、老廃物として排出させよう――という試みです。治験の第一、第二段階で「三年間の投与でアミロイド・ベータの数値を健常者レベルまで減らせた」といいます。

ちなみに治験とは、①副作用がないかどうか（安全性）、②実際に効果があるのかどうか（有効性）、そして③どれくらいの率で効くのか（汎用性）の三つで審査されますが、アデュカヌマブは第三段階で優先審査となる「先駆け指定」を受けており、実用化でもっとも早いトップランナーとして期待が高まっています。

（2）勢いづく研究第二弾は「ＢＡＮ２４０１」

同じく両社が共同開発中の「ＢＡＮ２４０１」も楽しみです。

第一、第二段階での治験で、プラセボ（偽薬）を投与した患者さんに比べて、「病状の進行が三〇%抑えられた」と、米シカゴで開かれたアルツハイマー病協会の国際会議で公表されました。こちらもいま、第三段階の治験に入っています。

(3)「毒は毒をもって制す」――アミロイド・ベータを組み込んだ「ワクチン米」

抗体を体内でつくらせるワクチン療法の普及版です。それも注射ではなく口から取り入れるので、とてもマイルドです。稲の遺伝子組み換えで世界の先端をいく米農業メジャー、モンサント社が主導しています。

同社によると、「月三回、一〇〇粒ずつマウスに食べさせたところ、半年で効果が出た」。つまりアミロイド・ベータの蓄積を遅らせることができた――といいます。

ただ、アルツハイマーの発症を遅らせることはできても、すでに蓄積してしまったアミロイド・ベータを消し去ることはできません。あくまでも予防効果ですね。

続く二番手は「酵素療法」で老廃タンパク質のカット

(1)「ガンマー・セレクターゼを叩け!」――鍵を握る「ネプリライシン」

「脳内でアミロイド・ベータの発生を止める主要酵素はネプリライシンである」――この画期的な発見をしたのは、日本の理化学研究所です。もう二〇年も前のことでした。

アミロイド・ベータは、そのもととなるタンパク質が「ガンマー・セレクターゼ」と呼ばれる酵素によって分断されることで生じます。そのガンマー・セレクターゼの働きを抑え込むのが「ネプリライシン」です。

これを活用すればアミロイド・ベータの発生そのものを妨害することができます。

当然、ネプリライシンが脳内で減ればアルツハイマーが進行します。逆に増えればアルツハイマーの症状を予防できます。

問題は、「どうやったらネプリライシンを効果的に増強できるか」ということです。

これまでは、外科手術による脳内投与法が行なわれていました。そのためには、頭蓋骨に穴を開けなければなりません。簡便性に欠けるうえ、脳の広い範囲に行き渡らせることがむずかしいという欠点もありました。

そこでこのネックを解消するために考え出されたのが、血管内に投与して、狙った脳神経細胞にだけ効かせるやり方です。新開発の「ウイルス・ベクター」（ウイルスの運び屋）にネプリライシンの遺伝子を組み込んで、ピン・ポイントで作用をさせるのです。理研脳科学総合研究センターの西道隆臣シニア・チームリーダーと長崎大学薬学部の岩田修永教授、そして自治医科大学の村松慎一教授、さらに放射線医学総合研究所の樋口真人チームリーダーらが結成した、共同研究グループによる成果でした。

その結果、マウス実験ではアミロイド・ベータのみならずもっとも毒性の強いアミロイド・ベータ・オリゴマー（アミロイド・ベータが複数結合したもの）まで減少し、障害を受けていた記憶や学習能力をいちじるしく回復させることに成功したといいます。

ウイルス・ベクターに着目したアイデアのすばらしさ、そして遺伝子を組み込む技術の高さ――新しく生まれたこの〝新兵器〟を迅速かつ大量につくることができれば、あとはいよいよヒトへの臨床応用が可能になるでしょう。

(2) 新しいガンマー・セレクターゼ阻害薬「C99結合ペプチド」

実はタンパク質には、アミロイド・ベータのように分解されると悪さをするものと、分解されないと働かないものがありました。ということはガンマー・セレクターゼをむやみに抑え込んでしまうとかえって副作用を惹き起こす心配があります。

その観点から新しい研究に取り組んだのが、同志社大学大学院生命科学研究所の舟木聡教授と、同脳科学研究所の井原康夫教授らの研究グループです。

最近はアミロイド・ベータの中でも毒性の強い「AB―42」を狙い撃ちする薬剤の開発もさかんに行なわれていますが、期待される成果には至っていません。

そこで同研究グループは、アミロイド・ベータのもとになるタンパク質「C99」に着目しました。そしてガンマー・セレクターゼが切断するのはC99の先端部分だけ――という新事実も発見したのです。

さらにC99の先端部分にのみ結合する「C99結合ペプチド」を開発しました。いわばC99のバリアーです。ペプチドとは、タンパク質をつくる〝アミノ酸のかたまり〟とご理解ください。

その結果、C99に対するガンマー・セレクターゼの攻撃は止まり、C99以外のタンパク質の切断にはなんの影響もありませんでした。ガンマー・セレクターゼの働きを全滅させないので、副作用も出ない、ということです。

いえ、そればかりではありません。C99結合ペプチドは、C99自体の産生も抑制することがわかった――といいます。

つまりアミロイド・ベータが生じにくくなるわけです。

まさに〝一石二鳥〟の効果ではありませんか。

脳の血流改善で認知症を断つ「超音波療法」

またの名を「血管新生療法」。超音波を脳に照射して血流を促進し、アルツハイマーの進行を防ぐ――というものです。

開発者の東北大学循環器内科・下川宏明教授は、「アルツハイマーはアミロイド・ベータの蓄積だけが問題なのではありません。血流の低下も認知機能の低下の大きな要因です」――つまり〝脳の血流循環障害〟が問題——と断じています。

そのため機能が低下した血管の代わりに新しい血管を新生させ、脳内に十分な血流を確保する。そのとき用いるのが「超音波」というわけです。

開発のきっかけは心臓でした。下川先生の専門分野です。たとえば重度の狭心症では、血管が動脈硬化を起こしていて外科的療法で用いるステントも入りません。

そんな血管をよみがえらせるためには、血管のもっとも内側にある「内皮細胞」を物理的に刺激するのが有効であることを発見、物理的刺激として「衝撃波」を用いることにしたそうです。「低出力体外衝撃波療法」といって、心臓の先端治療として認められました。

さらに血管が壊れて使えなくなってしまった患者さんには、血管を新しくつくらなくてはなりません。そしてそのさい、血管新生作業に必要なのが一酸化窒素。ここでまた衝撃波を用いたところ、一酸化窒素が活性化した——というのです。

下川先生によると、「一週間に六回もニトログリセリンを服用していた重度の狭心症患者さんが、この治療後はほとんど服用する必要がなくなった」というのです。

さて、ここからが本題です。下川先生の研究は進み、「衝撃波が脳神経の再生も促進する」という大発見に至りました。でも脳はきわめて繊細な器官ですから、衝撃波ではちょっと強すぎることがわかりました。

衝撃波は、雷やジェット機からも噴出されるようにかなり強力です。心臓での治療のさいも、近くの組織まで壊してしまう危険がありました。

そこで下川先生は、衝撃波の代わりに「超音波」を使うことを考えつきました。その強さはふつうの健康診断で使われている「心エコー」と同じレベル。でも低出力衝撃波とほぼ同じ効果が得られたといいます。

そして苦心の末に完成したのが「経頭蓋超音波治療装置」。患者さんの左右のこめかみに凸型のヘッドホンのような振動子を装着、一回二〇分の照射を一日三回行なうそうです。

下川先生は胸を張ります。「世界で初めてアルツハイマーを根本的に治せる可能性が出てきました。安価でできるし、その安全性は心臓病治療で実証済み。実用化のメドは五年以内……」。

楽しみです。

既存薬三種の組み合わせでアミロイド・ベータが減った!

身近なところにもヒントはあるものです。すでにほかの用途で用いられている三種の既存薬を組み合わせて合併投与することで、「大脳皮質の神経細胞でアミロイド・ベータが減った!」というのです。京都大iPS細胞研究所（幹細胞医学）らのチームが発見しました。

その三種のクスリとは、パーキンソン病のクスリ「プロモクリプチン」とぜんそくのクスリ「クロモリン」、そしててんかんのクスリ「トピラマート」です。

いずれもそれぞれに信頼性の高いクスリです。

アルツハイマー病には、遺伝的な要因が大きい「家族性」（家族の中にアルツハイマーの人がいる）と、ご家族に患者さんのいない「孤発性」の二つがあります。

研究では、まず家族性の方五人、孤発性の方四人の皮膚や血液からつくったｉＰＳ細胞を脳の神経に変化させました。

さらに一二五八種の既存薬の中から、培養血内でアミロイド・ベータを減らす効果の出た一二九種を選び出し、さらに相乗効果が期待される組み合わせを調べたところ、前述の三種の組み合わせでもっともアミロイド・ベータの量を低減できることがわかった――というのです。

そしていずれの患者さんでもアミロイド・ベータの量が平均して四割も減った――と。

この研究成果はすでに米科学誌『セル・リポーツ』に公開されています。地道な研究が実ったのですね。

実用化にはもちろん、その有効性や投与量などについては今後も動物実験や臨床治験が必要になりますが、アルツハイマー病の予防薬や治療薬になる可能性は大です。

一方、「忘れた記憶をよみがえらせる」ことに特化したのが、東大や北大などの研究チームでした。二年ほど前、「実験に成功した」という発表があり話題になりました。

同チームは、二〇代を中心とした健康な男女三八人を対象に一〇〇枚の写真を見せ、一週間後に「何枚覚えているか」を調べたそうです。

そのとき試薬として使われたのが、めまいの治療薬「メリスロン」でした。

そして結果は、メリスロンを飲んだ人の正解率が飲まなかった人の二倍近くもあった——というのです。

この薬には脳内の情報伝達にかかわる「ヒスタミン」という物質の放出を促進する働きがあるそうです。

「その効果で記憶回復を担う神経細胞が活性化したのではないか」とチームは見ています。

ただ私たちの素人考えで残念なのは、実験対象者に認知症の人が参加していないことです。

発想を転換したアプローチ、アッと驚くアイデアも

新薬の本当の〝敵〟は「血液脳関門」

この固いガードを突破する新アイデアは「インスリンを利用せよ」

さて、せっかくの新薬が完成されたとしても、脳組織内に入って有効に作用しなければ意味がありませんよね。そんな新薬の〝最後の難敵〟が「血液脳関門」です。

血液脳関門は脳内をめぐる血管の〝門番役〟です。そして絶対的な守護神です。脳に欠かせない酵素や糖分などは取り込んでも、不要な物質は通しません。

つまり飲み薬や注射で血管内に有効な成分を入れても、毒物と見なされて脳内に浸透するのを阻まれてしまいます。

血液脳関門はからだを守る安全システムの一つですが、一方で新薬開発の大きな壁ともなってきました。実はこれまで、多くの新薬候補が失敗作とされてきたのも、この血液脳関門の壁にハネ返されたため、とも考えられますからね。

ところが、この血液脳関門を堂々と通れる成分がほかにもありました。そう、インスリンとリン脂質です。そしてこのインスリンに目をつけたのが、カリフォルニア大学の名誉教授ウィリアム・パートリッジさんです。そのやり方はこうです。

インスリンが脳内に入るとき、血管壁にある血液脳関門の特別なアダプター（受容体）が開きます。〝秘密の扉〟が開くのです。そこでパートリッジさんは、この秘密の扉（アダプター）を通過できる〝インスリンに似た物質〟の開発に着手したのです。

この物質にアミロイド・ベータを分解するクスリをくっつけて注入すれば、血液脳関門を突破できるじゃないか——というわけですね。

パートリッジさんはすでに、やはりアミロイド・ベータの蓄積が原因で発症する小児病のハーラー病に応用、一〇人中七人が回復した——といいます。

アミロイド・ベータの線維化を防ぐ寄生植物「ヤセウツボ」

いま、アミロイド・ベータの駆除に寄生虫や寄生植物、そして無尽蔵にいる微生物を活用できないか——という試みが始まっています。その一番手が寄生植物の「ヤセウツボ」です。

アミロイド・ベータは、集合すると線状に伸びて神経にからみつきます。アミロイド・ベータは付着することだけではなく、この線維化がもっとも悪いのです。ところがヤセウツボには、線維化したアミロイド・ベータをバラバラに分解する働きがある——というのです。

この発見をしたのは、筑波大学生命環境系の繁森英幸教授です。

ヤセウツボはアカツメ草の根に寄生する植物です。葉緑体を持たないので光合成はできませんが、エタノールで分解抽出するとフェニル・エタノイドという物質をつくるそうです。これがアミロイド・ベータの線維化を防いでくれるというわけです。マウス実験で確認されたといいます。

そのほか、カタツムリに寄生するロイコ・クロリディウムやカマキリに寄生するハリガネ虫、豚べん虫などが次の候補にあがっているそうです。ほかでも述べた豚べん虫は、都会人に多い潰瘍性の大腸炎（クローン病）の人にその卵を飲ませたところ、「八〇％の人が治癒した」という研究があるようです。

でも私たちはやっぱり、未知の微生物に期待しますね。というのも微生物の世界はまさに多種多様。その生命力は偉大です。人間の役に立つ連中もいっぱい。どこにどんな〝化け物〟がいるか、それが楽しみなのです。

微生物は、この地球上にざっと一五〇万種（四〇〇万種とも）ほども生息しているといわれています。

その代表はバクテリア（細菌）や藻の仲間です。「なんだ、細菌か……」と馬鹿にしてはいけません。なにせ地球に棲むすべての生命体は、このバクテリアから誕生しているからです。つまり私たち人間より四〇億年も前にその源を発する、生き物の大先輩なのです。

もちろん中には病原菌や細胞に寄生して生きるウイルスのような悪玉もいますが、そのほとんどは害より恩恵のほうが大きい善玉菌です。たとえば抗生物質として私たちを数々の病気から救ってくれた「ペニシリン」は青カビ菌から生まれました。高脂血症の特効薬とされる「スタチン」も細菌から合成されています。

実際、微生物たちのたくましい生命力には驚くべきものがあります。超高温の世界から零下五〇度以下の極寒、猛毒などの極限環境にも順応して生きる力を持っています。

アメリカ・カリフォルニア州のモノ湖では、砒素の中で生きるバクテリアが発見されました。また海抜数千メートルのアルプスの氷の中で生きるバクテリア、カムチャッカ半島では煮えたぎる硫黄の泥沼で硫黄を食べて生きるバクテリアも見つかっています。

さらには放射能を帯びたものを好んで食べる耐放射線菌もいます。

いずれにしても、微生物の秘める未知の機能（酵素を動かす遺伝子暗号）を医療の世界に活用することができれば、これは大いなる貢献です。

老廃タンパク質の〝掃除屋さん〟「リソソーム」の活性化に「AIM」

こちらは、「アミロイド・ベータの付着より排泄を考えよう」——という考え方です。

まさに〝逆転の発想〟ですね。

脳神経細胞をいつまでも生き生きと保つためには、細胞にたまるゴミ（アミロイド・ベータに代表されるタンパク質のカスなどの老廃物や、悪玉活性酸素〈第5章参照〉によって変質してしまった脂肪のカスなど）を、絶えずきれいに掃除しておく必要があります。

もちろん私たちの体内には、自浄作用としてのゴミ処理能力が備わっています。細胞核の中にある「リソソーム」という微小器官がその役を担っています。ゴミを脳脊髄液に送り出して洗い流してもらうのです。いわば細胞の掃除屋さんですね。

ただし、リソソームご本人はこの呼び方には大いに不満があるでしょう。「オレたちはただの清掃人じゃねぇ！」――と。というのも、リソソームにはもう一つ、生命の維持に欠かせない「オート・ファジー」機能があるからです。

オート・ファジー機能とは、リソソームに集められたタンパク質のカスを分解、アミノ酸だけを取り出してもう一度新鮮なタンパク質につくり替える働きのことです。体内でタンパク質が不足する時代に備えられた〝生命の神秘〟です。

このシステムを解明したのは、東京工業大学の大隅良典名誉教授です。大隅先生はこの功績で、二〇一六年のノーベル医学・生理学賞を受けています。

私たちが日常の食事から摂っているタンパク質は一日わずか六〇～八〇グラム。もちろん備蓄分が常時七～一〇キロ用意されていますが、リソソームは毎日一六〇～二〇〇グラムのタンパク質を新しく再生産して補充しているのですね。

ただ、これではリソソームは働きすぎです。とくに脳神経細胞でアミロイド・ベータの蓄積が進むと、その掃除に手が回らなくなります。そしてオート・ファジー機能もともに低下します。

そこに登場したのが「ＡＩＭ」です。〝スーパー健康長寿物質〟とも呼ばれています。タンパク質の仲間ですが、ふだんは何もしないで寝ているのに、病気を発症すると顔を出して患部を修復してくれる……。というのです。

これが体内に多い人は病気知らずで元気いっぱい！　これがリソソームの活性化に役立つ——というわけです。

一九九九年に、東京大学大学院医学研究科（疾患生命工学センター）の宮崎徹教授が発見しました。

脳内の免疫細胞「ミクログリア」をめぐる、二つのアプローチ

近年研究者の間で注目されているのが「ミクログリア」です。ミクログリアとは脳内にある免疫細胞です。アミロイド・ベータを除去する働きがあります。でも加齢とともに機能が下が

ります。

札幌医科大学の下浜俊教授らは、アミロイド・ベータをたまりやすくしたマウスに「カラタミン」という物質を二カ月間投与したところ、ミクログリアの働きが活性化し、アミロイド・ベータの沈着を抑えたといいます。

京都薬科大学では、ヒトのｉＰＳ細胞からミクログリアによく似た細胞をつくり出しました。

これをマウスの脳に注射したところ、アミロイド・ベータが減って記憶障害が改善したそうです。

新薬開発のネック──アルツハイマーと〝似て非なる〟ナゾの存在

二〇〇〇年以降、世界で三〇社にのぼる製薬会社がアルツハイマーに対する新薬開発に挑戦してきました。これまでに研究に使われた費用はざっと六〇〇億ドル（約六五兆円）。でもまだ「これだ！」という成果は出ていません。

なぜでしょう？──まず一つ目のネックは、原因となるタンパク質の数が「アミロイド・ベータやタウ・タンパクだけじゃないのでは？」という疑問です。まさに〝ダンパク質の暴走〟ですが、これがよくわからない。しかし認知症治療はいまや待ったなし！――まずはアミロイド・ベータの駆除に全力を上げるしかありません。

タンパク質の暴走と言えば、いま世界にパンデミックを引き起こした新型コロナ・ウイルス。これもその正体は何層もの脂肪による保護膜に覆われたタンパク質の仲間だそうです。

目、鼻、口や肺の粘膜が大好きで、付着すると遺伝子（DNA）が突然変異して倍々方式で増え細胞を侵略していきます。しかも寒さと湿気、暗さにめっぽう強い。アルコールにも強く、六五度以上でないと消毒できない……。

ウォッカ（ロシア）もテキーラ（メキシコ）もお呼びでないとなれば、まあ太刀打ちできるのは世界のお酒の中でも最強（七〇度）といわれるアブサン（フランス）くらいのものでしょうか。

キク科の植物アブシンスからつくられる強烈なリキュールですね。

で、この悪玉ウイルスを無力化するためには分厚い保護膜を破壊するしかありません。細菌（バクテリア）と違って〝生き物〟ではないので、抗生物質も効かない。頼みの綱はやはりワクチンでしょうか。ただ弱点は光と熱。感染を防ぐには密閉、密集、密接の〝三密〟はもちろん、家中明るくして二五度以上の暖かさを保つのがよいようです。

そして二つ目のネックは「LATE（レイト）」です。

これは「アルツハイマーとは〝似て非なる〟病気のことだそうです。

近年、アルツハイマーとされた人の死後の脳を調べたところ、「死亡した人の最大で三分の一がアルツハイマーではなくレイト病だった」とする研究が発表されたようで、「アルツハイマーよりゆるやかに進行し、八五歳にもなると四人に一人は該当する」というのです。

もし認知症なら超新顔ということになりますが、もしそうであれば、これまでのようなアミロイド・ベータ対策では効果がありません。名前のように〝ツー・レイト〟(遅すぎる)にならないように〝待ったなし〟で新しい研究が必要です。認知症はホントにクセ者ですね。

いずれにしても、厚労省が新薬認定の審査期間を短縮する「先駆け審査指定制度」と「条件付き早期承認制度」の法制化方針を固めたことはよいことです。

せっかく新薬ができたとしても、審査に時間がかかって実用に手間取るのではねぇ。

新薬は通常、申請から承認まで一年かかりますが、「先駆け」で六ヵ月、「条件付き」で九ヵ月に短縮するのが目標とか。

新技術「クリスパー・キャスナイン」の発見で遺伝子治療が変わる

遺伝子暗号（情報）――ヒトの生老病死を握るこの絶妙な存在

いま遺伝子治療がめざましい進歩をしています。当然、認知症にも対応できるでしょう。まずはその前段として、遺伝子についての知識をざっとおさらいをしておきましょう。

つい最近まで、私たちは「遺伝子＝DNA」であると教えられてきました。

確かにわかりやすいのですが、ニュアンスがちょっと違います。

正確にはDNAとは塩基（デオキシリボ核酸）のことで、一つの細胞の中に六〇兆個という膨大なDNAが並んでいます。総称して〝ヒト・ゲノム〟といいます。

塩基の種類はたったの四つ、アデニン（A）、グアニン（G）、チミン（T）、シトシン（C）、つまりAGTCの記号がえんえんと続いているわけですが、大事なのはその数ではありません。その配列（並び順や組み合わせ）に意味がありました。そこに特定の遺伝子情報（暗号）が隠されていたからです。私たちが通常「遺伝子」と呼んでいるものの正体です。

この指令によって私たちの肉体（臓器）もつくられています。

そこで通称・遺伝子は〝生命の設計図〟などと呼ばれています。もちろん脳神経細胞や海馬は〝イの一番〟に重要ですね。脳の働きも遺伝子によって支配されている――といってよいでしょう。で、現在解明されている遺伝子暗号はざっと五万ほど。「全情報のたった五％にすぎない」という説もあります。

からだに〝良い遺伝子〟と〝悪い遺伝子〟がある不思議

からだに良い遺伝子の代表は「長寿遺伝子」（サーチュイン遺伝子）です。少食のとき活躍するので「節約遺伝子」ともいわれています。

米マサチューセッツ工科大学のレオナル・ガランテ博士が発見しました。

かつて人類がマンモスを追いかけていた頃は、食べるものが少なくしばしば飢餓状態に陥りました。そんなとき体内の糖代謝（エネルギー生産）を抑えて生命を維持しました。

その名残りがいまも私たちの体内にしっかり残っている、ということです。

マウスの実験では、脳でこの「ＳＩＲＴ１」の働きを人工的に高めたところ、その寿命が普通のマウスに比べてメスで一六％、オスで九％それぞれ伸びた――といいます。

ヒトの寿命で換算すると女性で一三～一四年、男性で約七年伸びる計算だそうです。

米ウイスコンシン大学でのアカゲザルの実験によると、餌を三〇％減らしたとき長寿遺伝子が働き出して寿命も二〇％から三〇％伸びたといいます。

そして二〇一三年、国立遺伝子研究所の小林武彦教授らが新しい発見をしました。

それは長寿遺伝子が、「お仲間の遺伝子変異やＤＮＡのコピー・ミスを防ぐ（安定化する）作用を持っている」……。ということです。

なるほど、長寿遺伝子が生命の器官にかかわっていることがこれでよくわかります。

この長寿遺伝子はほかにもさまざま良い働きを持っていますが、なんと言っても「脳神経細胞を活性化して記憶力を良くする」――という説が魅力的ですね。

それから、がんによる損傷を修復してくれる「Ｐ53」も、良い遺伝子の代表ですね。

一方、悪い遺伝子の代表は「老化促進遺伝子」です。「ＲＡＳ－２」と「ＳＣＨ９」の二つが知られています。実はこれも遺伝子暗号に組み込まれたプログラムの一つなのです。

生き物の生命は永遠ではありません。細胞の死（増殖の停止）によって終わります。つまり前述の〝細胞の自殺〟アポトーシスです。老化促進遺伝子の仕事はこの仕組みの遂行だからです。

もちろん、アルツハイマーにかかわる遺伝子も悪い遺伝子です。「ＡＤＯＥ－４」といいます。

アミロイド・ベータを大量につくらせたり、脳神経細胞にべっとりまとわりつかせたりするようです。

この遺伝子を片親から受け継ぐと発症リスクが三〇％増、両親から受け継ぐと七五％以上になる、という説もあります。情報伝達の電気信号に異常が起こると脳神経細胞に「死ね！」という命令を出すことさえあるそうですから怖いですね。

ストレスにも遺伝子がかかわっていました。「ATF—3」がそれです。

第2章でお伝えしたとおり、強いストレスがかかると神経伝達物質コルチゾールやノルアドレナリンが過剰に放出され、脳神経細胞を痛めることになります。

食事制限せずに長寿遺伝子を活性化させる、〝夢のサプリ〟「NMN」

いま、〝アンチ・エイジングの切り札〟として注目されているのが、抗酸化物質「NMN」（ニコチンアミド・モノヌクレオチド）です。〝脳に良い〟遺伝子「長寿遺伝子」のエネルギー源として、その活性化を促してくれるといいます。しかも、前述のように長寿遺伝子は少食ほどその力を発揮しますが、「NMN」は好きなだけ食べてもOK、というのですからうれしい話です。

研究を進めているのは米ワシントン大学医学部の今井真一郎教授のグループです。

今井先生は長寿遺伝子研究の世界的権威です。

で、このNMN、その原材料は私たちがもともと体内に持っているんだとか。脂肪細胞に含まれている物質で、脳の視床下部でビタミンB3の助けを借りてNMNにつくり替えられる、ということのようです。

でも残念ながら、加齢とともにどんどん減少してしまいます。NMNが減ると、長寿遺伝子もエネルギー不足になり老化が進む——ということになりますね。

でもすでに日本国内のいくつかの食品メーカーが、体外から補給するためのNMNの素材開発に成功しているそうで、ヒトへの臨床試験は近々に終わるといいます。完成すれば、サプリメント（健康食品）として日常的に気楽に使えます。まさに〝夢のサプリ〟ですね。

〝生命の回数券〟テロメアを伸ばす「TA—65」

みなさんは「世界一の長寿者」が誰だったかご存知ですか？

英国人のトーマス・パー。スコッチ・ウイスキーの『オールド・パー』に描かれているおじいさん（ルーベンスが描いた肖像画だそうです）がそれで、一五二歳まで生きたといいます。

日本では一一七歳の泉重千代さんと江戸時代の天海僧正（慈眼大師）です。かの明智光秀の後身説を採用すると一一七歳（一〇七歳説もある）。

その天海僧正の辞世の句が「長命は、粗食正直日湯陀羅尼、おりおり御下風遊ばさるべし」

——ちなみに日湯とは日光浴、陀羅尼は真言の経文、御下風とは放屁《おなら》のことです。

そう言えば前出の葛飾北斎先生もおならの名人（？）でしたね。

ところで、ヒトの寿命には「テロメア説」と「心拍数説」があります。

まずテロメア説からご説明しましょう。

私たちのＤＮＡ（遺伝子）は細胞の中の「染色体」という乗り物に乗っています。

染色体とは、わかりやすくいうとラセン状にねじれ合った二本の〝ヒモ〟です。ヒモとヒモとの間にハシゴ状の横木（橋）がびっしりと折りたたまれていて、この横木にＤＮＡ（四種類の塩基）が乗っています。

この折りたたみ部分を一気に引き伸ばすと、その長さはなんと二メートルもの長さになるというのですから驚きです。染色体はまさに〝ＤＮＡの格納庫〟なのです。

では、なぜヒモは二本あるのでしょう？　それは父親由来のもの（染色体はＸＹ）と、母親由来のもの（同ＸＸ）があるからです。

染色体の両端には「テロメア」という名のピース（片）が数珠状につながっています。

染色体一本につきテロメアの数は六〇枚。本来は染色体の先端がむき出しにならないように保護する部分です。

そして不思議なことに、細胞が一回分裂するたびにこのピースが一枚ずつ消えていきます。

六〇回細胞分裂を繰り返すと染色体一本分のテロメアが無くなる勘定です。

怪談の「番町皿屋敷」ではありませんが、六〇回ごとに「一ま～い、二ま～い……」と消え、死を迎える――ということになります。

細胞の死――そこからある人がテロメアのことを〝生命の回数券〟と名付けました。細胞の寿命、そして人間の寿命を乗り物の回数乗車券にたとえたのですが、まさに〝言い得て妙〟。

「では、細胞分裂しなければ長生きできるの？」――と、そうお思いでしょう。でもそうは問屋がおろしません。人体にとって細胞分裂はしないと困る、絶対に必要な営みなのです。

細胞分裂とは古くなって元気がなくなった（老化した）細胞を捨て、新鮮で活気のある若い細胞を増殖させる行事だからです。おかげで私たちの各臓器はいつも若々しく生き生きと働いてくれるわけです。

そして最近、「テロメアを伸ばす〝魔法のクスリ〟が見つかった！」というニュースが流れて世界を驚かせました。その名が「ＴＡ―65」。なんとハーブの仲間キバナオウギから抽出した成分だというのです。

キバナオウギは、朝鮮半島北部や中国東北部に生息する植物で、その根は古くから強壮剤として薬膳料理に使われているそうです。

実はテロメアには、「テロメラーゼ酵素」というツヨ～イ味方がありました。切れたテロメアをつなぎ合わせたり、新しく付け足してくれる優れ者です。そしてこのＴＡ―65に、「テロメラーゼを活性化させる力があった」というのです。

二〇一一年、医学誌に掲載された論文によると、マウスはもちろん、「ヒト培養細胞」で「テロメアの短縮防止とDNAのダメージ回復があった、というわけです。

そのメカニズムはまだ不明ですが、いずれにしても脳神経細胞や海馬の損傷修復にとっても悪い話ではありません。ただ疑問点も指摘されています。

それは「TA―65」をすでにサプリメントとして使用しているアメリカで、五〇歳以下での使用を制限しているケースがあることです。その理由は、「青壮年期に何らかの成分が成長を阻害するのを危惧しているからではないか」と推測する研究者もいて今後の研究が待たれています。

おっと、「寿命心拍数説」についてまだご説明していませんでしたね。ヒトは一分間に平均して六〇～七〇回の鼓動を打っています。個人差が大きく、四〇回の人もいれば一〇〇回の人もいる。一般に年をとるほど増えていきます。

一分間七〇回で計算すると一日で約一〇万回、一年で三六五〇万回です。哺乳類の心拍数はおしなべて一生で一五億回とされていますから、割るとなんと四〇年しか生きられない。

この説の提唱者は生物学者の本川達雄さん。その著書『おまけの人生』（阪急コミュニケーションズ）によると、縄文人の寿命は平均三九歳。というわけで、私たちはいま「おまけの人生を生きている」と本川さんはおっしゃっています。

脳神経細胞再生の決め手？「ゲノム編集」が秘める可能性

ＤＮＡ配列（遺伝子コード）は、科学の世界では「ゲノム」と呼ばれています。人間の場合は「ヒト・ゲノム」です。ゲノムとは、遺伝子（ＤＮＡ）の「ｇｅｎｅ」と、ＤＮＡを乗せている「染色体」の「ｃｈｏｒｏｍｏｓｏｍｅ」の合成語です。このゲノムによって、私たちの顔かたち、背の高低、性格など親と同じ特徴（資質）が遺伝していくのです。

ところでＤＮＡ配列（遺伝子コード）そのものは、たとえばヒト（ホモサピエンス）と類人猿でもっとも人間に近いチンパンジーではわずか一・二三％（一・三七％とも）しか違いません。この一・二三％の違いの中には、ヒトが後天的に獲得した言語能力や道具を使う力、芸術表現などが入ります。そして残りの九八・七七％はヒトもチンパンジーも共通、生命体を維持するために必要な情報です。

それも肉体の構成に関するものだけではなく、危険を察知する予知能力や、食べられるものと食べられないものを見分ける力、そして子孫繁栄のための生殖能力などがこの中に入ります。ということは、ヒトにもかつては地震予知能力や犬の抜群の嗅覚、一〇〇ｍ上空から野ウサギを見分けるタカの視力などが備わっていたことになります。

そして現在、スーパー・コンピューターの出現で三〇億個も連なるＤＮＡの全配列が判明しました。残る作業は、その配列の中に潜む遺伝子暗号の解読です。でもその前に大きく進歩したのが「ゲノム編集」という技術です。これには「クリスパー・キャスナイン」という〝精緻なハサミ〟の新発見が大きな貢献をしました。

その意味はこうです。認知症にとって不都合な遺伝子暗号、たとえば「アミロイド・ベータ」のつくり方とか「老化促進遺伝子の働かせ方」などにかかわっているＤＮＡ配列の部分をパチンとチョン切り、その代わりに傷ついた脳神経細胞を修復したり、新しく再生させる遺伝子暗号を持つＤＮＡ配列をそこに組み込む……その理想を叶える可能性がグンと高まったのです。

この新技術が「二一世紀最大の発明」とか、「生命をつくり替えるほどの魔法」といわれる理由です。

これまで、遺伝子組み換えの技術は農業や畜産・魚養殖など品種改良の世界で活用されてきました。アレルギーの出ない小麦、筋肉を増量させた豚や鯛……などなど。でも残念ながら加工のさい、隣のＤＮＡまでチョン切ってしまったり、組み込みたいと狙った場所にキチンと入るかは多分に運任せ、というのが実情でした。

そのため優良な品種をつくるには何代にもわたって交配を繰り返さなければなりません。クリスパー・キャスナインの発見でその難点をクリアーすることができるのです。時間と素材のムダを省くこともできるようになります。

もちろん、その前に脳神経細胞を再生させる遺伝子暗号をきっちり解読しなければなりません。それはそう簡単なことではありません。

研究者の皆さんに頑張っていただくしかありませんね。

政府の生命倫理専門調査会も令和三年、「ゲノム編集」技術を使って人の受精卵の遺伝子を改変し、遺伝性（先天性）の病気の仕組みを調べる基礎研究を容認しました。

ただし、「研究に使うのは不妊治療で余った受精卵に限る」と条件を付けました。

それはそうですね。世の中には受精卵をヒトの子宮に戻して〝クローン〟をつくろうと一発狙っている、功名心たっぷりの研究者も結構いるようですから。

第5章
「認知症に『食』は関係ない」の大誤解
――主役は抗酸化食品。記憶力をバッチリ維持

認知症になりたくなければ、まずは脳細胞の過酸化を防ぐこと

アレコレ迷うと脳神経も混乱する。「食」のケアは〝抗酸化食品〟一本でよい

「名医が認めた、カラダに効く食べ物はこれだ！」――思わず「それ、ホント？」と目を輝かせるようなキャッチ・フレーズです。かと思うと、「食べてはいけない△△食品」、あるいは「この食べ合わせはノー・グッド」、「せっかくの良い成分が消えてしまうこの食べ方」、はてはおせっかい（？）にも「外国人が選ぶ日本の健康食」だって……。

いやはや、テレビや雑誌、ネットなどで発信されるこの手の情報はいま世の中にあふれています。いずれも根拠のある話なのですが、忠実に実行しようとするとこれはもう混乱するばかり。

そう言えばテレビで辛口コメンテーターとして知られるある女優さんが、健康番組でこんなことをおっしゃっていましたね。「アレもコレもって、ホント、何をどう食べたらよいのかわからなくなるワ」――まこと、ごもっともな意見ではありませんか。

ともあれ、迷うというのは脳にとってもＮＧです。そこで一つ皆さんにご提案があります。「食」は、抗酸化食に気をつけるだけで十分だ、ということです。

なぜなら抗酸化対策こそ、万病を防ぐ根本的な治療法だからです。つまり〝万病一元〟と言われる、悪玉活性酸素による〝体内の過酸化〟を少しでも減少させるためです。

そこで、この章では〝過酸化〟の害とそれを招く悪玉活性酸素の暴れっぷり、そして過酸化の害を軽減する抗酸化食品の効果について、たっぷりとご説明致しましょう。

無くては困る、でもありすぎても困るのが酸素とのつき合い

ヒトは酸素がないと生きていけません。でもその一方で、酸素はあの硬い鉄でさえボロボロに錆びつかせてしまう、強力なパワーを持っています。これを「酸化力」といいます。食品が腐るのもこの酸化力のせいです。

地球上に初めて酸素をもたらしたのは、藻の仲間の「緑色バクテリア」です。太古の時代、彼らは海中に棲んでいましたが、やがて太陽光を集めて光合成する能力を身につけました。以来、炭素ガスを餌に大量の酸素を生み出し、地上に放出しました。さらに自分たちも陸に上がり、植物に成長して大繁栄します。

しかし、酸素が増えて困ったのは動物です。動物は酸素量が多いほどからだが大きくなる特性があります。当時の陸上では空気中の酸素濃度が高く、五〇％ほどもあったでしょうか。体

長一メートルのトンボや、同じく三メートルのヤスデなどがウジャウジャいました。そしてついに恐竜が誕生したのです。

その後、恐竜たちを絶滅に追いやった大隕石の衝突などもあって地球環境が変わり、以来空気中の酸素量は二〇・九％で安定しています。でも、もしもっともっと濃くなれば動物だけでなく植物でさえ成長が止まり、やがて枯れてしまうといいます。酸素の力はそれほど強いのです。

「悪玉活性酸素」の登場——細胞膜の過酸化が始まる

では酸素の酸化力はなぜそんなに強いのでしょう？

その秘密は、酸素を構成する電子にあります。普通の元素は、電子の数が偶数で二個ずつペアーを組み安定しています。でも酸素の電子数は奇数、つまり誰ともペアーを組めないハグレ電子がいて、誰かをつかまえてペアーになろうと、他の元素に見境いなくくっついていくのです。

ところがもっと力の強い酸素がありました。酸素と酸素が結びついたときに発生する「活性酸素」がそれです。その強さはなんと普通の酸素の数十倍……英語で「フリー・ラジカル」、つまり〝過激で自由に暴れまわるヤツ〟といった意味です。これが私たちの体内であらゆる細胞を攻撃して傷つけます。

もちろん脳神経細胞とて例外ではありません。

被害の第一は、活性酸素が細胞膜に豊富に含まれている脂肪酸を「過酸化」させてしまうことです。過酸化とは、とりついた相手を老害物質にしてしまうこと。つまりこの過酸化こそ、私たちのからだにとって〝悪の元凶〟でした。

たとえば動脈硬化も、血管壁に付着したコレステロールが活性酸素によって過酸化されてしまったときに起こります。これまでの医学常識では「コレステロールが悪い」とされ、その害が大宣伝されてきましたが、コレステロールそのものにはなんの落ち度もありません。コレステロールにとってはとんだとばっちりだったのです。

動脈硬化だけではありません。悪玉活性酸素が体内のあらゆるところで過酸化現象を起こし、さまざまな病気の原因になります。病気の九〇％にこの悪玉活性酸素がからんでいる、と言われているのはこのためです。

では、悪玉活性酸素が細胞を傷つけるプロセスをもう少し詳しくご説明しましょう。

前述のように、悪玉活性酸素はまず「細胞膜」を狙い撃ちにします。細胞膜は、不飽和脂肪酸の仲間であるリン脂質などの脂肪酸でできています。そして悪玉活性酸素はこの不飽和脂肪酸が大好きなのです。

狙われた不飽和脂肪酸はすぐ酸化して「過酸化脂質」になります。これがワルサをするのです。過酸化脂質とは、言ってみれば〝日時が経った古い油〟と同じですから、からだに良いわけがありません。

私たちの体内には六〇兆個という細胞がありますが、その一つひとつが細胞膜によって守られています。その主な働きは次の二つ。

細胞にとっての敵か味方かを識別し、敵であるウイルスや細菌などの異物が細胞内に侵入するのを防ぐとともに、味方である新鮮な酸素や養分を取り入れる。

細胞内の器官ミトコンドリアでエネルギーがつくられたあと発生する老廃物を細胞の外に排出する。

――というわけで、この細胞膜が健全に機能しないと、細胞は血液によって運ばれてきた栄養分や酸素を取り入れたり、逆に使用済みの老廃物を排出することができません。

ちなみにこのミトコンドリアは、太古の昔は独立した別の生き物でした。それがいつからかヒトの体内で共生するようになりました。お互いのメリットが合致したのでしょう。

それにミトコンドリアのＤＮＡは母親からのみ受け継がれる「ＸＸ型」の染色体しか持っていません。そこで母系の先祖を調べるのにとても役立っています。

そして悪玉活性酸素は最後に細胞核を攻撃します。核内にあるＤＮＡが傷つくとＤＮＡ配列に乱れが生じ、正しい遺伝子情報を伝えることができなくなります。遺伝子の「突然変異」です。

さらには細胞のアポトーシス（自殺＝新しい細胞を生み出す細胞分裂の停止）もできなくなり、〝すでに勤めを終えた〟老廃細胞が居座ります。彼らはさながら牢名主のごとく新入りの若い細胞用の栄養分を召し上げます。がん細胞がその典型です。縄張りを広げ、どんどん転移していきます。

悪玉活性酸素はなぜ増える――それは逃れられないヒトの宿命

体内で悪玉活性酸素が増える原因、それはストレスや過度の運動、紫外線、そして排気ガスの害などが挙げられています。でももっとも大きいのは〝エネルギー生産〟の代償でしょう。前述のように、私たちは酸素がないと生きていけません。何より、私たちの日常活動に必要なエネルギーを絶えずつくり続けなければなりません。そしてそのためになくてはならないのが酸素（と糖質）です。そう、動くものは何でもエネルギーが必要です。

ここでクイズを一つ。元気なハエが三匹います。一匹は室内をブンブン飛び回らせます。もう一匹はガラス瓶に入れて行動範囲を狭くします。そして最後の一匹は羽をむしり飛べなくします。さてこの三匹のうち一番長生きするのはどのハエでしょう?

多くの人が「自由にブンブン飛び回ってるハエ」とお答えになります。でも答えはブーです。

正解は飛ぶことができずにジッとしていたハエ。そのココロは、元気に飛び回るハエほど酸素をたくさん取り込んでいたからです。

問題はエネルギーを生産したあとです。同時に老廃物が出ます。この老廃物こそが悪玉活性酸素なのです。

これは、ガソリン自動車にたとえるとわかりやすいと思います。自動車はガソリンと空気中の酸素でエネルギーをつくります。そしてエネルギーをつくったあとは必ず排気ガスを出します。

排気量の大きい車ほどその量は大きくなります。排気ガス=悪玉活性酸素というわけです。

現在、私たちが吸い込んでいる酸素の二%ほどが活性酸素になります。比率的には大したことはないようですが、そのパワーはやっぱり強大です。そこで付けられた名前が〝肉体のストーカー〟……。

いえ、活性酸素の存在そのものが悪いというわけではありませんよ。

活性酸素は、本来その強力な酸化力で白血球などの免疫細胞を助け、病原菌やウイルスなどの異物をやっつける働きを持っています。なかでも「好中球」や「マクロファージ」が用いる最終兵器がこの活性酸素なのです。つまり〝善玉〟としての顔です。

ところが必要以上に過剰発生すると大変です。たちまち悪玉に変身してしまうのですね。そこで善悪を区別するために、私たちはあえてよくない働きのほうを悪玉活性酸素と呼んでいるわけです。ちなみに活性酸素は、〝元気になる酸素〟ではありません。酸素自身が元気なのです。

だからこそ〝毒〟なのです。

では、認知症と悪玉活性酸素の関係はどうでしょう？ 本来ならアミロイド・ベータと同じぐらいの困り者なのですが、ありがたいことに脳神経細胞はあとでご説明する「消去酵素」によって重点的に守られていて、被害は最小限に抑えられています。

でも安心してはいけません。日ごろから抗酸化食品をいっぱい食べて、悪玉活性酸素による過酸化を封じ込めることがとても大事です。

体内に備えられた唯一の武器「消去酵素」と〝七変化忍者〟の戦い

消去酵素——一字違いですが、これは胃や腸で食べたものをこなす「消化酵素」ではありません。悪玉活性酸素の暴走（過酸化）を止めてくれるありがたい存在です。でも、こちらも加齢とともに一気にその量が減り、万病の原因になります。そのピークは日本人男性でおよそ四二歳、ちょうど〝男の厄年〟に当たりますね。

それに消去酵素にも〝弱み〟がありました。消去酵素にはスーパー・オキシド・ディスムターゼ（SOD）、カタラーゼ、グルタチオン、ペルオキシターゼ、ユビキノン（コエンザイムQ10という呼び方も）などが知られています。

でもそれぞれが〝一人一役〟、つまり担当する一種類の悪玉活性酸素にしか立ち向かえません。悪玉活性酸素はその弱みをついて、次々と姿を変えてしまうのです。〝七変化〟とも言われています。

たとえばスーパー・オキシド（SO）という悪玉活性酸素は、担当のSODの攻撃を受けるとすぐ過酸化水素に化けます。しかもこれがスーパー・オキシドより一段と細胞への攻撃力が強いのです。

そこで過酸化水素担当のカタラーゼが対応すると、今度はヒドロキシ・ラジカルに姿を変える。実に狡猾なのです。しかも〝もっともどう猛〟とされる脂質ヒドロペル・オキシドにはこれを退治する消去酵素がない！

低酸素でも生きられる不思議な動物「ハダカデバネズミ」

面白い話をひとつご紹介してみましょう。

これまでの〝酸素の法則〟(?)を逆手にとれば、「酸素の摂取量が少なくて済むほど病気知らずで長生きできる?」という仮説が生じますね。ところがこの仮説を実証する不思議な動物が最近発見されたんです。その名がハダカデバネズミ。

アフリカ原産で、砂漠の地下にトンネルを掘って暮らしているそうです。名前のとおり体毛がなくハダカ同然、しかもかなりの出っ歯。でこのネズミ、世界最高峰エベレスト山の山頂と同じ酸素七%で元気いっぱい走り回れる、というのです。

そのおかげで寿命なんと三〇年。普通のネズミ族が三~四年であるのに比べてすごい長寿です。しかも一生病気になることなく、からだの老化も遅い。まさにPPK(ピンピンコロリ)を地でいく存在のようです。

この謎に取り組んだのが熊本大学生命科学研究部でした。でその実験によると、このネズミは酸素量ゼロの状態で五時間も生き続けたといいます。そしてその理由は「活性酸素をつくりにくくする」遺伝子を持っている――と。私たちもそんな遺伝子を持ちたいところですね。

抗酸化食品の極意は〝油選び〟にあった！

脳神経細胞を守る決め手は不飽和脂肪酸だった

ヒトの脳の七〇％は脂質で構成されています。なくてはならないものです。不足すると認知症に一直線です。そこでまずは脂質についてご説明しておきましょう。

脂質にはいろいろな種類があります。

常温で液体のものを油、固形のものを脂肪といいます。

油には大豆、菜種、綿実、ごま、ひまわり、落花生、ココナッツ、ヤシ、オリーブ、米、紅花（サフラワー）などの植物性の油と、魚に含まれる魚油などがあります。一方、脂肪はバターやラード（豚脂）、ヘット（牛脂）など主に動物性食品に含まれています。

また、脂質にはいろいろな種類の脂肪酸が含まれていて、その性質によって栄養的にも違いが出てきます。

脂肪酸はその構造から「飽和脂肪酸」と「不飽和脂肪酸」とに分けられ、「不飽和脂肪酸」はさらに「単価不飽和脂肪酸」と「多価不飽和脂肪酸」とに分けられます。

肉や脂肪やバターなどの牛乳・乳製品、そしてパームオイルなどの動物性脂肪に含まれているのが飽和脂肪酸で、飽和脂肪酸を多く摂りすぎると、血液中に中性脂肪が増えて動脈硬化を起こす原因となったり、血液が流れにくくなって酸素や栄養の運搬がスムーズにいかなくなってしまいます。

植物油や魚に含まれる油が不飽和脂肪酸です。オリーブ油や菜種油に多く含まれるオレイン酸は単価不飽和脂肪酸、大豆や綿実油に多いリノール酸や、魚油に多いＥＰＡ（エイコサペンタエン酸）・ＤＨＡ（ドコサヘキサエン酸）などは多価不飽和脂肪酸の一種です。とくに多価不飽和脂肪酸は体内で合成することができず、食品から摂らなければならないため、必須脂肪酸とも呼ばれています。アジ、イワシ、サンマ、サバ……背中が青みがかった青身魚は、良質な不飽和脂肪酸の宝庫です。

その代表格が〝頭が良くなる〟（記憶力が良くなる）として一時大人気になった「ＤＨＡ」と、赤血球を柔らかくして毛細血管の通りを良くする「ＥＰＡ」です。

なかでも、ＤＨＡは脳の中でももっとも顕著な脂肪酸で、視力と認知機能に必要なものです。研究で、アルツハイマー患者の脳はアルツハイマー病でない人の脳に比べて、前頭葉と海馬の灰白質にＤＨＡがわずかしか含まれていないことが確認されています。

さらに、最近行なわれた別の研究では、ＤＨＡに富んだ食事が、アミロイドとタウ・タンパク質の異常な凝集を妨げる可能性が発見されています。ＤＨＡは明らかに、毎日の食事に含めなければならない脂肪酸なのです。

もう一つ、必須脂肪酸の分類法として「オメガ―3系」と「オメガ―6系」、そして「オメガ―9系」という呼び名があります。

「オメガ―3系」は前出のDHAやEPAのほか、アルファ・リノレン酸を多く含むエゴマ油、亜麻仁油などです。「オメガ―6系」はサラダ油、大豆油、ごま油などです。「オメガ―9系」はオリーブオイル、菜種油、米油、アーモンドオイルなどが含まれます。

「魚油を制するものはすべてを制す」――この実証

日本の古いことわざに「秋刀魚が出ると按摩が引っ込む」というのがあります。

秋にはサンマをたくさん食べるので健康になる、アンマも要らなくなる。青魚は牛肉に比べてタンパク質は同量、脂肪は三倍、カルシウムは四倍、ビタミンは一二倍と昔からいわれていました。「みかんが黄色くなると医者が青くなる」というのも同じ意味です。

ところで、食品の中でもっとも腐りやすい（酸化されやすい）のが魚油です。この魚油の酸化を抑える手法が確立すれば、体内での悪玉活性酸素による過酸化防止にも役立つことでしょう。

もちろん認知症にも……。

そこで魚油の酸化退治に挑戦したのが、東北大学水産科学研究室の佐藤実教授らの研究チームでした。実験に用いたのは、強力な抗酸化活性を示すと注目を集めた〝ある物質〟、それは天然の甘味料としておなじみの「ステビア」で、もっとも安全、安心な甘味料としても、農作物の質を高める農作業用資材としても全国に普及しています。詳しくは抗酸化力と免疫賦活作用については本章末で、また、第7章では〝七つの救世主〟の一つとして紹介しましょう。

〝長寿の里〟の秘密――地中海料理の妙味は食のバランス

イタリア屈指の港町ナポリ、そこからさらに南へ一五〇㎞離れた沿岸部のチレント地方は、イタリアでも平均寿命が長いことで知られています。

男性八五歳、女性九二歳と聞けばなるほどです。イタリア全国平均では男性七九歳、女性八四歳ですからこれはすごい！　しかもみな元気で、ピンピンコロリ。むろん認知症患者も介護必要者も少ない。なかでも人口一〇〇〇人の小さなアッチャローリ村では、一〇人に一人が一〇〇歳超えとか。まさに〝長寿の里〟です。

その秘密はやはり食。ご存知の地中海料理です。

なにせこの地方の住人たちは、近くの海で獲れる新鮮な魚介類から魚油のＤＨＡ、ＥＰＡ（オメガ―3系）を、自宅の庭の畑でつくる大豆からはリン脂質（オメガ―6系）を、そして特産のオリーブ油（オメガ―9系）を日常的に摂取しています。

さらに野菜や果物、大豆、ナッツ類、ハーブのローズマリーも。そして飲み物は手造りの赤ワインにおツマミもお手製のモッツァレラ・チーズに鶏肉。運動は舟を漕いでの魚釣りにガーデニング……。これにおコメの御飯があれば日本人にとっても最高ですね。

いやいや、実はもっと楽しみなことがありました。それはオリーブ油に含まれる成分のオレオカンタールに、アミロイド・ベータやタウ・タンパクと結合してその凝集を防ぐ働きがあることがわかってきました。米ペンシルベニア医大やノースウエスタン大学での研究が報告されています。

また、コロンビア大の研究では、地中海食にもっとも近い食事をとるグループは、もっとも遠い食事をとるグループに比べてアルツハイマーの発症率が六八％も低下した――といいます。

むろんこの地は自然の利に恵まれています。そう簡単に手に入る環境ではありません。

「ステビア」——その正体はプレインカ時代の〝聖なる草〟だった

先住インディオ「グァラニ族」が愛用した〝甘いクスリ〟

抗酸化食品の注目すべき野草、それは南米パラグアイ原産のキク科の植物「ステビア草」です。

草丈は五〇センチから八〇センチ前後。茎は白い繊毛に覆われ、夏から秋にかけて枝先に白い小さな花を咲かせます。土壌を選ばない強力な生命力が持ち味で、栽培がラク。いまでは世界各地で栽培されています。

その密生地はパラグアイ北部アマンバイの森でした。肥沃な土地と豊かな雨量に恵まれ、ピルコマヨ川をはじめとする八〇〇以上の河川、そしていくつもの湖沼が密集する地域です。南緯二三度二七分、ちょうど南回帰線上に位置しています。そして不思議なことにこの南回帰線の上には、一時期大流行した〝からだに良いキノコ〟も発見されています。

そしてこの草がグァラニ族の健康長寿に寄与しました。その葉に強い甘味があり、それはなんと砂糖の三〇〇倍！　でもカロリーは九〇分の一……そこでグァラニ族は、〝甘いクスリ〟として珍重したようです。

というわけで、欧米に伝わったときは、薬用植物としてよりも〝天然甘味料〟として大いにもてはやされました。

主役はカリウム無機塩類、そして含有成分たちの相乗効果

この草の濃縮液には、カリウム、ナトリウム、マグネシウムなどの無機塩類（ミネラル）がたくさん含まれています。なかでもカリウム無機塩類は、抽出液一〇〇ミリリットル中二二〇〇ミリグラムと、ダントツに多いのです。

そこでさっそく東北大にお願いして、こうした無機塩類の抗酸化活性を調べてみることにしました。

その結果、二一・五日間の実験では炭酸カリウムで抗酸化指数八七、炭酸水素カリウムで同六八、塩化カリウムで同一九の指数を得ました。またリン酸ナトリウムでは抗酸化指数五七、炭酸ナトリウムでは同一九でした。とくに炭酸カリウムの抗酸化指数はリノール酸の酸化をほぼ阻止することができたのでした。

加えてビタミンが豊富です。ビタミンA（ベータ・カロチン）、ビタミンB2（ラクトフラビン）、ビタミンB6（ピリドキシン）、ビタミンC（アスコルビン酸）、ビタミンE（アルファ・ト

コフェロール）に加え、ニコチン酸（ナイアシン）、ビオチン、パントテン酸、葉酸（プロティル・グルタミン）、そしてポリフェノール（フラボノイド）などが含まれています。いずれもその抗酸化力には定評があります。

「自己治癒能力」のカナメ、免疫力のアップを

抗酸化力の次に大事なのは「免疫力」です。私たちが生まれながらに備えている、「自己治癒能力」の代表です。

自己治癒能力とは、西洋でいうホメオスタシス（恒常性）、つまりからだを常に一定の状態（健康な状態）に保つ働きのことです。遺伝子暗号に組み込まれています。

生体には、「自分」と「自分以外の者」を識別して、「自分以外の者」を排除する自己認識の仕組みがあります。これを「免疫力」といっています。たとえば鶏の胴体に鳩の首を繋げれば、必ず死んでしまいます。人間同士の臓器移植でさえ、拒絶反応が出てなかなかうまくいきません。

でも、病原菌やウイルス、薬品などの異物が体内に侵入してきたときは、この免疫力がものをいいます。異物と戦ってこれを排除しようとします。

免疫力の主役は「免疫細胞」と呼ばれている白血球です。白血球の仲間には、好中球、好塩基球、好酸球、マクロファージ、リンパ球などの種類があります。

なかでも、免疫細胞の「真打ち」が「リンパ球」です。この仲間には「Tリンパ球」と「ナチュラルキラー細胞」（NK細胞）があります。またTリンパ球には、「ヘルパーT細胞」、「メモリーT細胞」、「キラーT細胞」、「サプレッサーT細胞」があります。

驚くべきことはこれらの免疫細胞群がお互いに連携を持ち、絶妙のチームプレイを見せることです。これが人体の免疫メカニズムの秘密なのです。

そして実は、これら免疫細胞の六〇％が腸内で待機しています。免疫細胞群等をコントロールしている司令塔の「樹状細胞」が腸内に鎮座しているからです。二〇一一年、この樹状細胞の存在を発見したアメリカ人生理学者がノーベル医学・生理学賞を受賞しています。

皆さん、胎児が成長するとき、一番最初に完成する臓器はどこだと思います?……それは腸です。胎児を守るためにまず身に付けさせる自己治癒能力が免疫力、ということでしょう。

新型コロナ肺炎も、免疫力が強ければかなり防げる——といわれていますもの。

その点、ステビア草がこの樹状細胞を活性化してくれることが期待され、多くの研究機関で注目されています。

また、自己治癒能力を高めるためには、抗酸化食品、とくにビタミン、ミネラルなどの微量栄養素が必須ですが、ステビア草には微量栄養素が豊富です。

私たちのからだは、よくオーケストラに例えられます。オーケストラ演奏では、個々の演奏者の技術がいかに傑出していてもダメで、すべての楽器のアンサンブル（調和）が1番大事です。そのためにはそれぞれのパートを受け持つ楽器がよく手入れ（調律）されていなければなりません。そのとき、潤滑油として役に立つのがステビア草なのです。

「スーパー・センチナリアン」が持つ（特殊な免疫力）とは

スーパー・センチナリアンとは、一一〇歳以上も生きておられる方々への称号です。ちなみに一〇〇歳以上の百寿者はただのセンチナリアンです。スーパー・センチナリアンは超長寿者ということになりますね。

しかも皆さん、認知症にはほとんど関係ない……。

平成二七年の国勢調査によると日本国内にいらっしゃる百寿者は約六万二〇〇〇人。スーパー・センチナリアンは一四六人。一般的に高齢になると免疫力が低下してがんや肺炎などの感染症リスクが急激に高まるものですが、なぜこんなにもお元気なのでしょうか？

実はこの方々には、通常は少量しか存在しない特殊な免疫細胞が多く含まれていることを、理化学研究所生命科学研究センターと慶応大学医学部百寿総合研究センターの共同チームが突き止めました。つまり健康寿命がすばらしく高い！

研究チームは、スーパー・センチナリアン七人のグループと、五〇歳から八〇歳五人のグループから血液を採取し、免疫細胞を抽出して解析したそうです。するとスーパー・センチナリアンのグループで「T細胞」の割合がとても高かった……というのです。

前述のようにT細胞には〝免疫軍団の司令塔〟（現場監督）として重要なヘルパーT細胞や、〝一人一殺〟のキラーT細胞などがありますが、スーパー・センチナリアンでは普通ならT細胞全体の数％しか存在しない「CD4陽性キラー細胞」が二五％も含まれていたのです。「年齢を重ねる過程のある時期から細胞分裂を繰り返し、〝クローンのように〟増殖した可能性がある」と同チームは発表しています。

もちろん核心の「CD4陽性キラー細胞」なる新顔がヒトの免疫システムの中でどのような役割を担っているのかは学会でもまだ明らかになっていないようですが、老化や長寿との関係解明が期待されますね。

第6章
「認知症に効く成分なんてない」の大誤解
——次々と脚光を浴びる食材たちのニュー・ストーリー

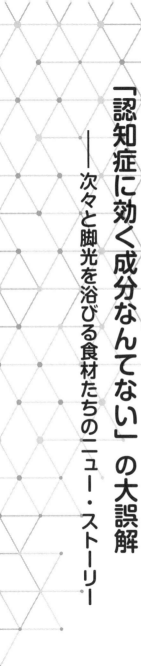

私たちがおすすめする、アンチ認知症成分の大本命

まずは「赤ブドウ酒」で乾杯！

体内で悪玉活性酸素に対抗するのが消去酵素なら、体外から補給して消去酵素を助けるのが「抗酸化食」です。まずは〝赤ブドウ〟をおすすめしましょう。

狙いは、赤ブドウの主成分「レスベラトロール」の抗酸化効果です。そう、〝フレンチ・パラドックス〟の主人公です。

レスベラトロールは、ポリフェノールの仲間で、ブドウの果皮や茎、種子に多く含まれます。同じワインでもなぜ白ワインではなく、赤ワインが良いかというと、まず原料が赤ブドウであるということ、そして製造過程で赤ブドウの皮や種子を取らずにそのまま醸造するためだと言われています。

パラドックスとは日本語では「逆説」、つまりフレンチ・パラドックスとは〝フランス料理が主体の逆説〟ということになりましょうか。

フランス料理は、ご存知のようにバターや生クリームをふんだんに使う脂っこい肉料理です。高カロリー、高脂肪食の典型です。

こんなお話があります。ある日本人女性が東京でフランス料理店を始めようと考え、好みのシェフをスカウトするため自ら本場のパリに渡りました。そして朝、昼、晩と一流店を食べ歩きます。もちろんフルコースです。生真面目な彼女は料理の味見の妨げになると考え、ずっとワインを控えていました。その結果は体調を崩して一週間ともたずに帰国せざるを得ませんでした。軽い心筋梗塞状態だったそうです。

ところが当のフランス人には、なぜか心筋梗塞患者がきわめて少ないのです。そして「その理由は悪玉活性酸素の害を防ぐ赤ワインをガブガブ飲んでいるからだ」という研究結果が発表され、話題になりました。

その研究とはこうです。提唱者はフランス・ボルドー大学の心臓病研究者ルノー医師でした。同医師は「一日二～三杯の赤ワインを飲み続けていると、心臓病に限らず全体で三〇%、がんは惟一八～二四%死亡率が低減する」と疫学専門誌に発表しています。

つまり赤ワイン効果の秘密は、「赤ワインの原料である赤ブドウの成分、レスベラトロールにある」というわけです。一九五三年のことでした。

いえ、そればかりではありません。レスベラトロールにアルツハイマー病にかかりにくくなる可能性があることも明らかになっています。イタリア・ミラノ大学の研究で、「赤ブドウのレスベラトロールをヒトの脳神経細胞に投与したところ、〝シナプスが伸びて〟記憶力が高まった

――というのです。

どのようなメカニズムでそうなるのかはよくわかりませんが、まァ、だまされたつもりで赤ワインを一杯……。という手もありますね。

レスベラトロールのほかにもポリフェノールの世界は多種多彩です。「緑茶」のカテキン（タンニンの一種・後出）もそうですし、「ブルーベリー」のアントシアニンも同じです。

たとえば「伊予柑」に脳血管性の認知症を抑制できる可能性がある――と着目した愛媛大学医学部研究チームの実験では、九三％の認知機能改善が認められた、といいます。普通のミカンのおよそ二〇倍の含有量を持つ「ヘスペリジン」が、脳神経細胞の死の抑制や、脳内の酸化ストレスを軽減する効果があるのではないか――と研究チームは語っています。

アミロイド・ベータと並ぶ新原因、「ホモシステイン」に対抗してくれる「葉酸」

最近、〝最高のアルツハイマー予防栄養素〟などととてつもない賛辞を贈られて再注目されているのが「葉酸」です。

これまで、葉酸はもっぱらＤＮＡとの関連で語られてきました。ＤＮＡの本体である「デオキシリボ核酸」の生成物質として不可欠な存在だからです。不足すると、私たちの肉体を構成している細胞が正常に分裂・増殖（古くなった細胞を捨てて新しい細胞に生まれ変わる）できなくなります。ＤＮＡ配列に異常を生じ、伝えるべき遺伝子暗号（情報）も狂ってきます。

とくに胎児の場合は被害じん大です。〝生命の設計図〟そのものがおかしくなる可能性があるからです。だから妊娠中のお母さんたちには何より十分な葉酸補給が必要です。アメリカなど世界七六カ国では小麦粉など穀物への葉酸の添加が法律で定められているほどです。

また、葉酸は骨髄での赤血球や白血球の生産を促進したり、肝臓の働きを助けたり、腸内で〝免疫細胞の母〟といわれる「樹状細胞」を活性化、体内免疫システムの円滑な活動をサポートします。ホント、働き者です。

その葉酸がいま見直されているのは、もちろん新発見の認知症への影響力です。なにせ「脳の萎縮を遅らせる」、「脳内で発生する悪玉活性酸素を退治する」、「アメリカでの追跡調査でアルツハイマー型の発症率が半減した」、あるいは「（アミロイド・ベータ蓄積のもとになる）遺伝子の発現を抑える働きがある」……。などの声があちこちの研究者たちから上がるようになったからです。

そしてさらなる新発見が葉酸への熱い視線を高めました。それは「アミロイド・ベータと並ぶアルツハイマー病の原因ではないか？」として最近研究が進んでいる、「ホモシステイン」への対応力です。

「ホモシステイン」は必須アミノ酸の一種ですが、硫黄分と結びついて古くなる（劣化する）と悪玉化して、脳神経細胞や血管にまとわりついて、ボロボロにしてしまう可能性が浮上したのです。

アミロイド・ベータはタンパク質になってからワルサをしますが、こちらはその前段、アミノ酸段階で害をなすのですから、もしかしたらアミロイド・ベータよりタチが悪い（？）のかもしれません。そして、この葉酸にホモシステインの害を減らす働きが認められた――ということ。

葉酸は、かつては「ビタミンM」と呼ばれていました。その由来はなんと、モンキー（お猿さん）の頭文字だそうです。昔は葉酸の造血作用に注目が集まっていて、「貧血のお猿さんに葉酸を与えたら治った」というのが命名の理由だそうです。

実は葉酸の発見者は日本の高校生でした。飼っていたおたまじゃくしの餌にホウレン草を与えてみたところ、「その成長がグンと早くなった！」というのです。以後、レタス、ブロッコリー、小松菜などのいわゆる葉物野菜にたくさん含まれているということがわかり、「葉酸」と改名されました。

でも日本では大きな問題があります。それは摂取量です。とくに認知症予防には世界基準で「一日四〇〇マイクログラムの摂取が必要」とされていますが、日本の厚労省基準での葉酸推奨量はわずか二四〇マイクログラム、全然足りません。

　葉酸をたくさん摂るには葉物野菜をたくさん食べることが第一です。

「リン脂質」は記憶力を増大させる〝魔法のランプ〟を持っている

「リン脂質」、またの名を「レシチン」。こちらの呼び名のほうがむしろ一般的かもしれません。でもレシチンはあくまでも商品名です。

　いまからおよそ一六〇年前、フランスのゴブリーという学者が卵黄の中から発見したといいます。彼はこれを「レシトス」（ギリシャ語で卵黄のこと）と命名しました。いわゆる卵黄レシチンです。これが今日でいう英語の「レシチン」になりました。でも学名ではあくまでも「リン脂質」が正解です。そこで本書では学名上の呼称を用いることにしました。

　当時はもっぱら男性用の強精剤として用いられていたようです。その後、大豆から抽出される大豆レシチンが発見されると、西欧で一躍、〝頭が良くなる栄養素〟とか〝細胞膜を守る生命の基礎物質〟、〝天然のトランキライザー（鎮静剤）〟などともてはやされるようになりました。

　その理由は、「リン脂質」が細胞膜の守護神（生命の基礎物質）だからです。ニューロンや海馬を守る〝陰の主役〟です。なにしろ脳神経細胞の六五％はリン脂質（不飽和脂肪酸）でできているのですから。

前述のように、細胞膜には、細胞に必要な物質（栄養分など）を見分けて吸収し、不要なもの、病原菌やウイルスなどの外敵をシャットアウトする機能があります。実に有能なゲートキーパー（門番）です。

また細胞膜のリン脂質は、血液によって運ばれてきた新鮮な酸素や栄養分を、細胞核内のミトコンドリア（新陳代謝でエネルギーを発生させる器官）に呼び込む先導役もつとめています。

そのためリン脂質が不足すると、血液がいくら酸素や栄養分を送りこんでも、細胞で新陳代謝を行なうことができません。新陳代謝ができないと、エネルギーをつくることができません。エネルギーがつくれないとどうなるのでしょう。からだはフラフラです。病気にかかりやすくなります。何をする気もなくなります。人生、敗残です。

さらにリン脂質が不足すると、脳の神経伝達がうまくいかなくなります。なかでも脳神経細胞を円滑に働かせているのが、間脳から分泌される「アセチルコリン」という名の脳内ホルモン（神経伝達物質）でした。このアセチルコリンが、自律神経（交感神経と副交感神経）のバランスをとってくれるのです。

自律神経が安定すると、脳神経細胞（シナプス）の働きが活発になり、いわゆる頭の回転がよくなります。〝天然のトランキライザー〟と言われる理由です。

アメリカ国立メンタルヘルス研究所や、マサチューセッツ工科大の研究でも、「リン脂質がアルツハイマーに有効」とのデータが発表されています。日本でも、広島大学医学部精神内科の中村重信教授が同様の研究を発表されています。

アセチルコリンだけではありません。リン脂質を多く摂ると、アセチルコリンの働きかけで同じ脳内ホルモンのセロトニンやエンドルフィンが出てきます。エンドルフィンも記憶力増大に大いに役立っていると考えられています。

そしてアセチルコリンの生産素材として用いられているのがコリンです。コリンが不足すると、アセチルコリンの生産量が不足し、脳神経細胞が生き生きと働いてくれません。

リン脂質にはこのコリン材が豊富なのです。リン脂質に〝アラジン〟なみの魔法の力がある——とされるのはそのためです。

というわけでアメリカの中流以上の家庭では、お子さんにリン脂質をたくさん食べさせるのが習慣的になっています。

「集中力や記憶力、学習意欲が三〇％アップする」——という、米国立精神健康協会長、クリスチャン・ジリン博士の〝お墨付き〟も出ています。

日本では〝畑の肉〟、いや、それ以上でしょうね。

〝頭が良くなるビタミン〟はやっぱり脳神経細胞のツヨーイ味方

コバラミン（ビタミンB12）は、ビタミンには珍しく肉や魚や卵、牛乳など動物性食品にしか含まれていません。そのコバラミンが脳神経細胞の働きに深くかかわっていることがわかってきました。

その第一は、なんといってもシナプスがらみです。シナプスの切れた部分をつないだり、必要とあらば新しくつくってくれる……これはコバラミンが持つ核酸（DNA）の合成力や修復力が関係しているのかもしれません。

ほかにも脳血管細胞の作成に必要な物質であり、一日二四時間の体内リズムをコントロールする〝体内時計〟の調整にも不可欠、といわれています。

ある研究によると、「認知症患者の脳内ではコバラミンの保有量が健康人に比べて四分の一から六分の一しかなかった」――ということです。

ビタミンB12には、血液中の赤血球が成長するのを助けたり、アセチルコリンの合成を促進させる働きがあります。アメリカ・ボストン大学の研究グループが医学雑誌に「ビタミンB12は、将来、アルツハイマー病の予防薬となりうる！」と発表するくらい大事な成分です。

コバラミンの必要量は、例によって厚生労働省の基準では「一日二・四マイクログラム（一マイクログラム（百万分の一グラム）あればよい」ということになっていますが、「シナプスの活性化には一日六マイクログラムは必要」との声があります。

コバラミンはシジミやアサリ、ハマグリ、ホタルイカなどタウリン系の魚介類にたくさん含まれていますが、これだけではやはり一日六マイクログラムの摂取は難しいようで、サプリメント（健康食品）のお世話になるのが手っ取り早いようです。

これは余談ですが、タウリン系の魚介類を好んで食べていたのがあの豊臣秀吉です。足軽時代の秀吉はほとんどが玄米雑炊食でしたが、侍大将となって琵琶湖東岸の長浜に領地をもらうと、こんどはタコ、イカ、シジミ、アサリなどのタウリン食を愛好します。

実際、これが秀吉にとっては幸いでした。玄米食もタウリン食も、どちらも〝頭の回転が早くなる〟食事です。秀吉の天下取りに大いに役立った、〝中国大返し〟で見せた判断力の良さ、そして機転を効かせた政治力は、彼の食事に秘密があったのかもしれません。

野菜から摂るビタミンは消去酵素の大ヘルパー

血液中にビタミン類が多いほど、悪玉活性酸素の害を予防できます。抗酸化作用のあるビタミンが多く含まれる食べ物と言えば、やはりなんと言っても野菜、それも緑黄色野菜、にんじん、ほうれん草、小松菜、ブロッコリー、ピーマンなどです。

野菜や穀物には、もともと強力な抗酸化作用がありました。つまり体内での「消去酵素」の生産を助けて、活性酸素の暴走を食い止めていたのです。

たとえば、にんじんやほうれん草に含まれているカロチノイド（ビタミンA）は、主として「一重項酸素」という活性酸素を抑えるのに役立っていると言われていました。

果物に含まれるアスコルビン酸（ビタミンC）は、主としてスーパーオキシド（SO）という活性酸素を抑えるスーパーオキシド・ディスムターゼ（SOD）の生成に役立っています。

穀物に含まれるアルファ・トコフェロール（ビタミンE）やフラボノイド（ビタミンB2）は、主として過酸化水素を抑えるカタラーゼなどの生成に役立っています。

ここであえて野菜を独立して取り上げたのは、現代人の生活から一番抜けやすいのが野菜、とくに緑黄色野菜だからです。

最近は「生野菜より緑黄色野菜」の知識が浸透してきて、外食のメニューの付け合わせの野菜にも定着してきました。お昼の街のお弁当屋さんで、OLがごぼうのサラダだの小松菜のおひたしだの五目豆を選び出して買って行くのは、いままで見落としていた豆類や緑黄色野菜、根菜類の栄養価値がかなり定着した認識になっているからでしょう。でも全体にはまだまだです。

なかでも〝若返りのビタミン〟、〝不老長寿のビタミン〟として人気者のビタミンE（トコフェロール）は、基本的に酸素と他の物質の結合を妨げる抗酸化作用があります。

ビタミンEは、体内に吸収されたのち、細胞膜の中に蓄えられ、活性酸素がやってくると、細胞膜の中の不飽和脂肪酸をガードして活性酸素と勇敢に戦い、不飽和脂肪酸が酸化される（脂質が過酸化してサビになる）のを防ぎます。そうして細胞膜そのものの破壊をも防いでくれるのです。

ビタミンD（カルシフェノール）については、米神経学会によるこんな大規模実験が行なわれました。「認知症のない六五歳以上の高齢者一六五八人を対象に血中ビタミンD値を測定、六年後に発症率を調べる」――というものです。

その結果、ビタミンD値が低い人ではアルツハイマーの発症率が七〇％増大した――といいます。

ビタミンB6は、神経伝達物質「ギャバ（GABA）」の生成に不可欠なビタミンです。欠乏すると神経過敏、めまい、不眠なども起きやすくなります。

神経伝達物質には、興奮を伝えるタイプの伝達物質と、（ギャバのように）興奮を鎮めるタイプの伝達物質の二つがありますが、ビタミンB6は後者のタイプの神経伝達物質ギャバの生成にかかわります。

Ｂ６が不足するとギャバの生成が滞り、十分なリラックスが得られなくなってしまいます。植物の光合成を媒介するクロロフィル（葉緑素）も〝陰の主役〟の一つです。悪玉活性酸素を増やす紫外線をカットしてくれます。

肉食動物も喜ぶクロロフィルのチカラ

よく私たちはゾウやサイなどの大型動物が草食動物だということを考えて、不思議に思います。あの巨体を支える骨格。三〇キロにも及ぶ象牙。それらをつくるカルシウムは、いったいどこから供給されるのでしょう。すべて草や木の葉から摂取された栄養分からなるもので、ほかから供給されたものは何もありません。ゾウの食べる草や葉は、あの巨体をつくり、維持するだけのカルシウムを供給できるのです。

緑色野菜を摂ることは、人間に限らずあらゆる哺乳動物にとって非常に重要です。肉食動物が草食動物を獲物にすることが多いのは、草食動物を食べることによって、葉緑素を補う目的があるからです。

たとえばライオンがシマウマを倒したとき、まず肛門から内臓を引き出し、緑色をした腸が出てきたときに初めて食べます。草が未消化のまま詰まった腸を食べることで、葉緑素を摂るのです。ライオンに限らず、肉食動物がまず食べるのは、獲物が倒れる寸前まで食べていた青い種の詰まった腸なのです。

野菜の取れない土地に住む人々も同じです。北米大陸の最北部に住む「イヌイット」がトナカイを食べるとき、やはりトナカイの消化器官に残っているコケ類をまず食べます。トナカイは草食動物で、氷の下の地面すれすれに生えているトナカイゴケなどを主に食べているからです。コケは透き通った氷を通して太陽光線に育てられた葉緑素を蓄えており、トナカイの内臓はそれが未消化なままで残っている最高の葉緑素源なのです。

ごく身近にある食材に隠されていた、意外な効用

ストレスを和らげる妙薬「フェルラ酸」の正体は米ぬかだった!

ストレスが認知症の大敵であることは、よく知られています。そのストレスを和らげる成分がごく身近にありました。それがフェルラ酸。玄米から出る米ぬかにたっぷりと含まれています。つまり玄米の表皮と胚芽の部分です。でも精米のとき、そのほとんどは捨てられてしまい

ます。もったいない話です。

その昔、古代の日本人は玄米を主食としていました。戦国時代の下級武士たちも同じです。あの豊臣秀吉でも足軽時代に口にしていたのはほとんどは〝かて飯〟か〝玄米雑炊〟でした。「かて飯」というのは、少量のお米に麦やヒエ、イモ、大根などを加えて炊いたご飯のことです。玄米雑炊は強くもんでひと皮むいただけの粗づきのお米（一分づき米）に麦を加え、大根の葉を干して細かく刻んだものを味噌で炊き合わせた雑炊です。

ところが戦場では、こうした足軽は、槍や刀などご主人用の重い武具を抱えて走り回っても、ビクともしなかった……。「その秘密は玄米をたくさん食べていたから」という説があります。なるほど精白米が好まれるようになった江戸時代以降、武士の間に脚気が大流行して戦場でほとんど使い物にならなかったことを考えると、「さもありなん」です。脚気は当時、〝江戸患い〟と呼ばれていたそうです。

玄米食がからだに良い理由は、玄米に豊富に含まれるビタミンB1やB6、ビタミンE、そしてカリウムやマグネシウム、鉄分などのミネラル類のおかげでした。

なかでもB1は、不足するとイライラして怒りっぽくなります。集中力が極端に落ちてしまいます。ストレスのもとです。逆にB1が十分に補給されていれば気持ちがどっしりと落ち着き、集中力が増して脳神経細胞の働きもよくなる、そういうことです。

また「血糖値がどれくらい上がるのか」の目安であるGI値（グリセリック・インデックス）は、ブドウ糖を一〇〇とした場合、砂糖は一一〇、精白米八四、対して玄米は五六です。

そして「ガンマー・オリザノール」という成分があり、これまた米ぬかにたっぷりと含まれています。

琉球大医学部第二内科の益崎裕章教授と、米ハーバード大ジョスリン糖尿病センター研究員の小塚智沙代さんらの研究グループが行なったマウスの実験では、このガンマー・オリザノールが人間の快楽や喜びを司る「脳内報酬系」と呼ばれる脳内回路で作用していたことがわかったそうです。

脳内報酬系では、人間の欲求が満たされると快楽ホルモンのドーパミンが放出されます。ドーパミンは脳神経細胞の活性源です。米ぬかを食べて脳が活性化し、ドーパミンがドパーッ！

良い話じゃありませんか。

玄米を直接食べる場合は農薬不使用、せめて減農薬・無化学肥料栽培のお米にしたいものです。精白米に米ぬかを混ぜて食べるやり方もあります。高機能玄米協会推奨の「焙煎米ぬか」というのも販売中とか。

老廃タンパク質排除へ、「スペルミジン」を増強する〝ひきわり納豆〟

二〇一六年、東工大の大隅良典栄誉教授が「オート・ファジー」の仕組みを発見してノーベル医学・生理学賞を獲得したことはすでにお話ししました。以来、そのオート・ファジー機能を活性化する〝奇跡の物質〟として一気にブレークしたのがこの「スペルミジン」です。

「オート・ファジー」についてもう一度おさらいをしておきましょう。日本語では〝タンパク質の自食作用〟と訳されています。わかりやすく言うと、細胞内で不要になったタンパク質や、古くなって老廃物と化したタンパク質をアミノ酸に分解して、新しいタンパク質に組み立て直し、再利用するシステムのことです。〝人体の神秘の一つ〟といわれています。

つまりスペルミジンがたっぷりあれば脳神経細胞でのオート・ファジーが活発に行なわれ、脳神経細胞にたまる老廃タンパク質のアミロイド・ベータも一緒に処理してくれる――理論的にはそうなりますね。

スペルミジンはポリアミンの一種です。アミノ酸の一つアルギニンから細胞内で合成されるとされています。かねて「ポリアミン不足がアルツハイマー型の引き金になっているのではないか？」と疑われてきた存在です。老廃タンパク質を分解するのが第一の仕事ですから、その関連性は十分です。

ところで、そのスペルミジンがなんと、私たち日本人にはなじみの深い「納豆」にたっぷりと含まれていました。それも「ひき割り納豆」が最高だったのです。

ご存知のように、納豆は大豆を発酵してつくられます。〝発酵食品の真打ち〟などともいわれています。もちろん大豆そのものにアミノ酸や〝和食の旨味のもと〟グルタミン酸など良質の植物性タンパクが含まれていますが、その効果が発酵によってより磨きがかかるのでしょう。

納豆には大別して二つの種類があります。現在ではごく一般的な「糸引き納豆」(粒納豆)と、戦国時代に携帯保存食として重宝された「干し納豆」です。

「糸引き納豆」は〝戦陣で生まれた偶然の産物〟だったという説があります。

平安時代の一〇八三年に発生した「後三年の役」。〝えみしの乱〟征討のため東北の地に入った源八幡太郎義家軍の陣中でのことです。当時の武士は兵糧として煮豆をワラにくるみ、馬の背に乗せて運びました。ところが戦いがし烈になると、荷を解く余裕がありません。日を経て荷を開いたところ自然発酵でヌタヌタ。でも兵士たちが「もったいない」というのでおそるおそる口にしたところこれが意外にイケる……。というので広まった――という説がそれです。

あのネバネバ成分(ナットウキナーゼ)に、大豆タンパクの分解促進作用や、血栓を溶かして血液をサラサラにする効果がありました。

納豆菌は、まず大豆のタンパク質を分解して、アミノ酸の一種でうま味成分として知られるグルタミン酸をつくります。さらにグルタミン酸が一万個ほど繋がった鎖状のポリグルタミン酸（PGA）を数多くつくり、体外に放出します。

このPGAが糸の正体です。粘りがあり、かき混ぜることで、からみ合って糸状に伸びます。糸には多糖類の物質が含まれており、ネバネバを安定するのに役立っています。

食通の芸術家・北大路魯山人いわく「納豆は糸を出せば出すほどうまくなる」

一方の干し納豆は、大豆を煮て大麦コウジをまぶし、ムロに入れて発酵させ、塩水に移してから干しあげてつくります。黒ずんだ色をして噛みしめると塩気があります。京都の大徳寺納豆、静岡の浜名寺納豆（浜納豆）が有名です。あの一休和尚が推奨したというので一休納豆とも中国由来の唐（から）納豆とも呼ばれました。

また、剣豪・宮本武蔵が愛用したとも伝えられています。

剣法者として諸国を放浪した宮本武蔵は、当然のことにいつも旅の空にありました。しかも野宿がほとんどです。草むらや岩かげ、地蔵堂や漁師小屋……お世話になるのが携帯食です。

その主力が干し飯に干し納豆、そして炒り豆です。

「ひき割り納豆」というのもあります。ひき割り納豆といっても特別なものではなく、粒納豆を細かく刻んだものです。

「同じ納豆でも栄養価が違う」というのは東京都健康安全研究センターです。しかも「スペルミジンの含有量に大きな差がある」――と。

なるほど、一グラム当たりで比べると普通の納豆が五六・一マイクログラムなのに対し、ひき割り納豆は同七五・二マイクログラム。その理由について明快な発表はありませんが、ひき割り納豆の表面積がより広いため、発酵の過程でカリウムやリン脂質による特殊な変化が起きているのかもしれません。

ひき割り納豆には、オステオカルシン（ビタミンK2）やコバラミン（ビタミンB12）という特殊なビタミンも含まれています。とくにオステオカルシンは骨を守るビタミンで、ふつうの納豆より一・五倍多い。骨粗しょう症の防止に有効ですから、高齢者にとってはありがたい話です。

ただ全国的に市販されている納豆の中で、ひき割り納豆が占める割合は七%から八%と非常に少ないのが難点だと言えます。ですが、東北地方の一部になると、その割合は四〇%前後とかなり高めになっているようです。

それにしても、なぜ納豆と呼ぶのかご存知ですか？　昔はもっぱらお寺の「納所」（台所）でつくられていたからです。あの沢庵和尚あたりがいい出しっぺだったのかもしれません。

あの「うなぎ」もまたスペルミジンの多い食品です。スペルミジンの本体ポリアミンを体内で合成するさいに必要なアルギニンが豊富だからです。

アルギニンはアミノ酸の一種で、体内で一酸化窒素に変化します。一酸化窒素は加齢とともに産生量が減少し、一酸化窒素が減少すると老化や病気の原因になってしまいます。

この一酸化窒素（NO）の働きの一つが血管拡張作用で、動脈の平滑筋を弛緩させ血流を促進させます。その結果、脳への血流が増えることによる脳疲労回復、認知力の向上に効果があるというわけです。

アルギニンの一日の推奨量一五〇〇ミリグラムは、うな重一人前でOKとか。そしてできればウズラの卵を一串つけましょう。ウズラの卵の栄養パワーは、一〇〇グラム当たり鶏卵と比べてビタミンB2が一・七倍、ビタミンB12が五・二倍、鉄分一・七倍といわれています。

緑茶のカテキン・パワーで〝近時記憶〟が回復？

緑茶の主成分は「カテキン」です。正確には「エピガロカテキンガレート」といいます。前出のポリフェノールの仲間です。認知症に対するカテキン効果が注目され始めたのは二〇〇〇年代に入ってから。最近の研究で、「緑茶を毎日飲む習慣のある人は認知症になりにくい」ことがわかってきました。

伊藤園中央研究所のマウス実験では、「カテキンに脳神経細胞を保護する作用がある」――というわけです。さらに静岡県立大学・山田浩教授らの共同研究グループも、日常的な緑茶の飲用を想定した臨床試験で、認知機能の改善効果を初めて確認しています。

認知症やその前段階の軽度認知障害（ＭＣＩ）の疑いがある男女一二人（平均八八歳）に、緑茶の粉末を毎日二グラム（湯呑み二〜三杯分）ずつ三ヵ月間摂取してもらったところ、一般的な認知機能検査（満点は三〇点）の平均点が摂取前の一五・三点から摂取後は一七点に上昇した――といいます。

とくに項目別の平均点でみると、数分前から数日前といった新しい記憶を指す「近時記憶」の改善度が高かった――というのです。そう言えば緑茶の生産量全国一の静岡県民は、健康寿命でも女性第一位、男性第二位です。

茶どころの小学校では水道の蛇口からお茶が出る……なんていうのはごく当たり前のようです。

なかでも掛川市は、がんの標準化死亡率（人口一〇〇万人以上の市区）で男女とも少ないほうの第一位（厚生労働省調べ）になったことがありますが、肉をお茶しゃぶしゃぶで食べる風習さえあるそうです。

お茶好きな人は、「茶がらおひたし」はもちろんのこと、茶がらにおしょう油を垂らしてご飯に乗せて食べるんだとか。一番出しならビタミンＡやＥが六〇％も残っているそうです。

では二番煎じでならどうかというと、その記録はありません。

ちなみに緑茶には、旨味を出す「テアニン」と渋みを出す「カテキン」の二つの成分があります。ただテアニンは日光にすこぶる弱い。そこで摘み取り寸前に茶木を日光から遮断して栽培しなければなりません。当然、手間ヒマがかかり売り値も高くなります。「玉露」がそれです。つまり旨いけど高い……。でもカテキンたっぷりの安いお茶ならがぶがぶ飲めますね。

これは余談ですが、煎茶が日本にもたらされたのは江戸時代。中国の明から来日した隠元禅師が伝えました。禅師が伝えたのは鉄釜の上でお茶の新芽を揉みながら加熱、乾燥してつくる中国式の「釜炒り法」。これを日本人の味覚に合う「釜蒸し法」に変えたのは茶どころ宇治の水谷宗円という人。これによりお茶の香りと味わいが格段に上がったのです。

緑茶にはほかにも、豊富なビタミンEのおかげで血管の動脈硬化を防ぐ働きがあります。体内の脂肪が過酸化するとサビになりますが、緑茶がそのサビを落としてくれるのです。その含有量は多いことで知られるかぼちゃ（四・九ミリグラム）に対して一三・二倍（六四・九ミリグラム）というからすごいですね。

さらに前出の葉酸を「四〇〇マイクログラム以上」摂るには「緑茶が一番」という声があります。

もちろん緑茶にも飲み方があります。カテキンは体内で分解されやすく、すぐに消えてしまいます。だからいっときにたくさん飲んでも効果はありません。毎日こまめに飲む習慣をつけることです。ことわざに「日常茶飯」というのがありますが、文字どおり飲茶を〝日常茶飯事〟にすることですね。

高濃度カカオに含まれる特殊なタンパク質「BDNF」の新発見

「BDNF」とは、脳神経細胞の発生・成長・維持・再生を促進するタンパク質です。記憶を司る海馬などの脳神経系に多く存在し、血液脳関門のグリア細胞を通過する〝パスポート〟を持っている——という報告もあるようです。

でも残念ながら、こちらも六五歳を過ぎると加齢とともに減少してしまいます。認知症患者の脳を調べるとこのBDNFの量がぐんと減っている、と言われています。

この大きな研究成果を発見したのは、愛知学院大心身科学部の大澤俊彦教授と明治製菓の脳科学研究チームです。同チームは、四五歳から六九歳までの男女三四七人を対象に、高カカオ・チョコレート（カカオ分七二％のもの）を一日二五グラム、四週間食べ続けてもらいました。

その結果BDNFの量が食べる前の男女平均で六・〇七から七・三九に向上したといいます。ただし、データが十分ではないとして、目下研究続行中です。

脳神経細胞でアミロイド・ベータの過酸化を防ぐ「ナッツ類」

「ナッツ類は認知症に効果あり」――と打ち出したのは、米ハーバード大の最新報告です。

抗酸化物質研究の権威、スクラントン大化学科のジョー・ビンソン博士も「クルミの抗酸化物質が脳神経細胞を保護する」と言っています。とくにアルツハイマー型に良いようです。

クルミやピーナッツがその代表です。

ナッツ類は、前述のように細胞膜をガードしてくれる不飽和脂肪酸の宝庫です。とくにオメガ―3脂肪酸のアルファ・リノレン酸やオリーブ油と同じオレイン酸に抗酸化効果があります。さらにビタミンE（アルファ・トコフェロール）や、美肌に良いB2やミネラル類も豊富です。

ナッツ類の中でもクルミの効果を称揚するのが、ニューヨーク州立発達障害基礎研究所、アブラハム・チャウハン博士の研究グループです。

同グループは、認知症を発症するよう操作したモデル・マウスを、餌に六～九％のクルミ抽出物を混ぜて与えるグループと、プラセボ（偽薬）を与えるグループの二つに分けて比較検討し、その結果を医学誌『ジャーナル・オブ・アルツハイマーズ・デイジーズ』や『ニューロケミカル・リサーチ』に発表しました。

どっちのマウスで効果があったか、当然おわかりですよね。

ちなみにピーナッツは殻付き（落花生）のまま煎ったものがよく、塩分などを含んでいないものを一日二〇粒、薄皮ごと食べるのがコツだそうです。ピーナッツの薄皮はポリフェノール（レスベラトロール）をたっぷり含んでいるからです。酢漬けするとさらに良いとか。

さらに、クルミは生で冷蔵貯蔵し、食べるときに必要分だけ炒って食べるのが効果は二倍とか。

これらの抗酸化食品には〝食べどき〟もあるようです。それは「できるだけ午前中に食べる」――理由は体内の酸化が朝から正午にかけてピークを迎えるから。

朝食抜きはやっぱりからだによくないんですね。

「えっ？ こんなものに？」とびっくりのアンチ認知症成分

「ビフィズス菌」が、アルツハイマー型の発症を抑える大発見

さて、ここでのテーマはビフィズス菌です。

前述したように、私たちの腸内には〝免疫細胞の母〟と呼ばれる「樹状細胞」が鎮座しており、体内免疫システムの七割を握っている――と言われています。

その樹状細胞の栄養源になっているのが腸内細菌です。そしてこの腸内細菌に「アルツハイマー病の発症を抑制する可能性がある」――とする研究発表を行なったのが東大大学院生命科学研究所と神奈川県立産業技術総合研究所、さらに森永乳業の共同研究グループです。

腸内細菌には、いわゆる善玉菌と悪玉菌、そしてそのどちらでもない日和見菌の三種があります。善玉菌の代表がビフィズス菌と乳酸菌です。ビフィズス菌は大腸に生息し、その数は約一兆個以上、大腸内で活動する善玉菌の九九・九%がこのビフィズス菌です。

一方の乳酸菌は主に小腸に棲んで、その数は一億個以上。味噌や漬物、ヨーグルトなどの発酵食品に多く含まれています。

ビフィズス菌はとてもデリケートな菌で、そのまま口から摂ろうとしても胃酸や小腸の胆汁によりその大半が死滅してしまいます。また無事に小腸にたどり着いたとしても、数日で排出されてしまうのです。

もちろん生まれながらにして、私たちの大腸内に棲んでいるのですが、その数は加齢とともに減り続けます。乳幼児期には九五%もいたのに、高齢期にはたった一%未満になることも。ところがそのビフィズス菌に、「アルツハイマー病の予防、および進行抑制効果がある」ことがわかったのです。

共同研究グループがマウス実験に用いたのは「ビフィズス菌A1」という菌種でした。

まずアミロイド・ベータを脳内に蓄積させたマウス群を三つのグループに分けます。

Ａのグループには、ビフィズス菌Ａ１を一日当たり一〇億個、一〇日間にわたって経口投与しました。Ｂのグループには生理的食塩水のみを、そしてＣのグループには認知症の処方薬であるコリンエステラーゼ阻害薬を与えました。

その結果、Ａのグループのマウスで「空間認識力（見当識）や学習・記憶能力が顕著に改善された」というのです。逆にＢのグループのマウスには、免疫反応や炎症にかかわる遺伝子に変異が見られたそうです。これはアミロイド・ベータの蓄積が脳内で慢性的に炎症を発生させ、脳神経細胞を傷つけていることを示す証拠ではないでしょうか。

ビフィズス菌Ａ１がこの炎症を止めることによって、アルツハイマー病の発症や進行を抑制することができる――ということです。この研究成果は、科学雑誌『サイエンス・リポート』に掲載されて話題になりました。

森永乳業では、「今後もヒトに対する検証を含めて研究を継続し、エビデンス（科学的実証）を積み重ねてアルツハイマー病対策に貢献したい」と語っています。大いに期待しましょう。

ビール大好き人間に朗報！　あの苦味成分「ホップ」にアルツハイマー予防効果が……

「ホップ」と言えばクワ科のツル草。八世紀後半にはすでにビールの主成分として栽培が始まっていた薬用植物です。

ビールの醸造過程でホップから生成されるのが「イソ・アルファ酸」。

実は主人公はこちらで、東大、学習院大、健康技術研究所とキリンビールは「イソ・アルファ酸の認知症に対する効果」をテーマに共同研究を行なっています。

すなわち、アルツハイマーを発症させたモデル・マウスにこのイソ・アルファ酸を七日間投与したところ、脳の中でもとくに記憶にとって重要な領域である海馬の異常活動が改善することが、マンガンＭＲＩ測定という手法で確認できた――というのです。イソ・アルファ酸の摂取が海馬においてサイトカインという炎症物質の活動を抑制し、認知機能の低下を防ぐのではないか、というわけです。

この研究結果は、第三六回日本認知症学会学術集会で発表されました。

いずれにしても、うなぎの蒲焼をおつまみに好きなビールをガブガブ飲んでアルツハイマー病ノックアウト！

なんて、ビール党にはこたえられない朗報ではありませんか。

インド人もびっくり。カレー・ライスのアミロイド・ベータ減少効果

アルツハイマー病にとって、「まさか！」の食材が身近にありました。カレー・ライスです。

「インド人にアルツハイマー型認知症が少ないのはカレーのおかげ」という説があります。カレー・ライスのカレーは、ウコン（ターメリック）というショウガ科のクルクマ族の植物です。その根茎にクルクミンというポリフェノールの仲間（黄色色素）が含まれています。この根茎を乾燥させて粉末にしたのがカレーのもとです。

マウスの実験で、脳神経細胞アミロイド・ベータの凝集が阻害された――ことが報告されています。

本場インドではカレー・ルウに用いられる香辛料は一五種以上三〇種におよぶといわれています。これを称して〝食べる漢方薬〟という人もいるようです。

ウコンには、春ウコンと秋ウコンがあります。春に花が咲くのが春ウコン、秋に花が咲くのが秋ウコン。秋ウコンのほうがクルクミン成分は多い、といわれていますが……。

〝たかがコーヒー〟、でも「トリゴネリン」がシナプスを活性化する？

コーヒーには以前から、脳血管性認知症に対する効果が予測されていました。コーヒーと言えばなんと言ってもその成分のカフェインが有名です。カフェインの中枢神経興奮作用が脳梗塞患者さんの脳に適度な刺激を与え、病後の認知機能低下を改善するのでは――と考えられていたからです。

ところがコーヒーが持つもう一つの成分「トリゴネリン」に、アルツハイマー病に対する予防効果が認められたのです。富山大の服部征雄名誉教授は、「トリゴネリンが脳神経細胞ニューロンのシナプスと軸索を発達させるのでは……」とおっしゃっています。

そのココロは、「ニューロンが完全に死滅する前に、残っている部分が自己修復を行なう。トリゴネリンがその補完作業を助けるのでは？」ということでしょう。

トリゴネリンはアミノ酸の一種。サザエやホタテなどの貝類に多いといわれています。でも実は圧倒的にその含有量が多いのが、私たちの身近な飲み物コーヒー。

それも焙煎する前の生のコーヒー豆だそうです。ただ難点は熱にとても弱いこと。

コーヒー通に言わせると、「コーヒーは深入りするほどコクと苦味が増して美味しい」――そうですが、深煎りするとトリゴネリンの量は生豆の状態に比べて三分の一に減ってしまうといいます。

さて、味覚をとるかアルツハイマー病への効果を優先するか。とても悩ましいところです。

なにせコーヒーには、その昔アラビアのお坊さんたちが〝秘薬〟として用いていたという伝承があります。その発祥はいまからおよそ一五〇〇年前の紀元六世紀ごろ。アフリカ北東部エチオピア高原に住む羊飼いの少年カルディが、羊が赤い木の実を食べて非常に興奮して飛び跳ねているのを見て自らも口にすると、とてもさわやかな気分になった――と。

で、コーヒーがクスリから嗜好品になったのは、それから八〇〇年を経た一四世紀のこと。中東からヨーロッパに広まり、一八世紀にはアメリカで大流行しました。

日本に入ったのは江戸時代、長崎のオランダ商館経由です。

コーヒーの木は苗木から二~三年で小さい白い花を咲かせます。実がついてからおよそ八ヵ月で赤く熟したコーヒー・チェリーに育ちます。完熟したら摘み取り、外皮と果肉を除去します。残ったのが薄い緑色の「生豆」になります。

この生豆には何の味も香りもありません。焙煎して初めて、たとえばモカ、コロンビアなどの酸味、マンデリンなどの苦味とともにあの強い香りが生まれます。さらに生豆の挽き方、焙煎時の火力の強さなどで変わってきます。だから生豆の段階で摂取する限り、コーヒーの味と香りはほとんどありませんね。

まあ、古い歌で恐縮ですが、西田佐知子さんの『コーヒー・ルンバ』でも聴きながら、リラックスして浅煎りのコーヒーを召し上がっていただきたいと思います。

いま注目のニューフェイスたち、新しい予防効果の発見

アミロイド・ベータの凝集を抑制、シベリア・アカマツの「タキシフォリン」

京都大の研究チームが発表して一躍脚光を浴びたのがタキシフォリンです。シベリア・アカマツやアザミの仲間のマリアアザミなどに含まれている、ポリフェノールの一種です。

同チームの実験によると、アルツハイマー病のマウスにタキシフォリンを投与したところ、脳内のアミロイド・ベータの蓄積量は投与しないマウスに比べて四分の一程度に減少し、脳血流量の測定や、記憶力を測るテストでは、正常なマウスと同等の結果になった——。

安全性とか細かい詰めはまだこれからですが、〝効き目抜群〟と聞けばやっぱり試してみたい気になりますね。

神経伝達物質（脳内ホルモン）の活性化で脳神経細胞の消耗を防ぐイチョウ葉の「ケルセチン」

我が国では銀杏の名で知られるイチョウの実。お酒のアテとしても大人気ですね。ところがこのイチョウ葉の脳への老化防止効果にいち早く着目したのがドイツとフランスでした。そしていまは医薬品（植物製剤）として認可されています。

ただ、その効果はもっぱらイチョウ葉の血管拡張作用がお目当てでした。脳の毛細血管の血流をよくすれば、衰えかけた脳もよみがえるという道理です。

ところが最新の研究で、イチョウ葉には単に血流の改善効果だけでなく、脳神経細胞を活性化するもう一つの働きがあることがわかってきました。その秘密がイチョウ葉の成分「ケルセチン」です。

こちらもポリフェノールの仲間です。このケルセチンが脳細胞のパワーアップに欠かせない神経伝達物質（脳内ホルモン）分泌を活性化する――というのです。

脳内ホルモンにはさまざまあって、それぞれユニークな個性を持っていることは第2章でご報告しました。脳内のさまざまな小器官から分泌される脳内ホルモンは、精神力や体力が衰えるとその分泌量が減って、脳神経細胞を働かせる力が弱まります。認知症に前進です。

でも、そんなときケルセチンがあれば、脳内ホルモンの機能低下を抑えて脳神経細胞の傷を癒し、認知症状の回復に役立つ――という構図です。

ケルセチンはたまねぎの外皮にもたくさん含まれていて、日本ではまたの名をビタミンPとも称されています。

DNA（遺伝子情報）の真の担い手「RNA」を活性化する核酸栄養食

本書ではこれまで、遺伝子というとDNAの話ばかりしてきました。話の筋をわかりやすくするための配慮のつもりです。でも実際には、DNA（デオキシリボ核酸）の弟分（または裏方）ともいえるRNA（リボ核酸）のほうが重要な働きをしていました。

というのも、確かにからだのすべての細胞をつくるための遺伝子情報（生命のプログラミング機能）を握っているのはDNAですが、生殖時にその情報を転写（コピー）して各細胞に伝達するのは〝メッセンジャーRNA〟、臓器形成に必要な二〇種のアミノ酸をタンパク質合成工場のリボソームまで運ぶのは〝運搬RNA〟の仕事だからです。

つまり脳神経細胞を正常に働かせたり、修復させたりするのはRNAあっての話、ということになりますね。

というわけで、RNAにも活動用のエネルギーが必要です。このエネルギーが不足すると、転写（コピー）ミスを起こしたり、認知機能が低下してしまいます。そしてこの栄養源こそ、核酸そのものだったのです。

核酸は肝臓でつくられていますが、例によって加齢とともにその量が減少します。かといって体外からの補給はムリと考えられてきました。ところが最近の研究で、鮭の白子（精巣）に多く含まれていることが突き止められました。いずれサプリメントとしてもっと食べやすくなるでしょう。

シナプスの成長促進に柑橘系果皮の「ノビレチン」はいかが？

数一〇億個といわれる脳神経細胞（ニューロン）は、実は「ミエリン」というカバー（被膜）で覆われていることがわかりました。そのおかげで、ニューロンが死んでもそう簡単に海馬などの脳神経が萎縮することはない、という説が出ています。

その研究はこれからに期待するとして、このミエリンの構成物質が温州みかんなど柑橘系の果実の皮とよく似ている——というのです。

調べてみると、その成分が「ノビレチン」というポリフェノールの一種とそっくり。さらに調べると、このノビレチンに「アミロイド・ベータの沈着を抑制し、神経細胞の成長を促進するのでは？」という可能性が出てきたのです。

いま、国立長寿研究センターなどが研究を進めています。

第7章

「認知症になるとココロもなくなる」の大誤解

——ココロの持ちようで認知症は防げる！

ボケてもココロは生きている！ 認知症を克服する〝ココロ〟の問題

最高の妙薬は〝ホメる〟、最悪の仕打ちは〝叱る〟――みなさん、役者になりましょう

たとえば認知症の方が、大声で叫んだり徘徊したりしたとしましょう。

でもこれには、ほとんどの場合、理由があります。そこには日頃から積み重ねられてきた、自分の体験と思いが込められているからです。

こんな例があります。

①Aさんは、午後の一定の時間になると介護施設の廊下をうろうろし始めます。彼は昔、警備員を長年勤めていて、彼がうろうろする時間は管理していたビルの巡回時間だったことが後ほどわかりました。

②B子さんは、午後の決まった時間に家を飛び出します。彼女の息子さんはその理由がわからなかったのですが、あるとき親類の人から「その時間は昔、幼稚園にキミを迎えに行くとき間だったと思うよ」――。

また、家族や周囲の人たちの何気ない言動がきっかけになることもしばしばあります。ひそひそ話で「うちのおばあちゃんは困ったものね。だんだんひどくなるワ」とか「じいちゃんも

う生きる屍同然だなぁ」……。（まさか聞こえてはいまい）とついホンネを語るのですが、どうしてどうしてこういう会話はご本人には筒抜けです。

アルツハイマーになったって、耳まで遠くなるわけではありません。チャンと理解しているのです。

そして（もしかしたら私は邪魔者扱いされているのでは？　とすればこの家にいるのは悪いから出て行こう……）。不安と孤独感が異常行動の原因になるわけです。

さらに患者さんの気持ちを逆なでするのが〝急がせる〟、〝命令する〟、〝叱りつける〟……。

これらはすべてタブーです。とくに頭ごなしに怒鳴りつけたり、何もさせず子ども扱いすること。ご本人に〝情けない〟、〝屈辱だ〟と思わせてしまいます。

認知症になったからって、ココロまで失っているわけではないからです。

逆に効果的なのはホメてホメてホメまくること。ヒトはホメられれば自尊心を取り戻します。

こんな話もあります。C子さんは四〇歳若い時代に戻ってしまいました。ご主人を見ても「私の主人はこんな年寄りじゃないワ！」

こんなときはどうしたら良いのでしょう？　それはアナタがとことん役者になることです。

怒ったり否定してはいけません。「そうそう私は近所のおじさんだよ。でもアナタのそばにずっといて面倒を見るから仲良くしてね」などと。もちろん、口でいうのは簡単です。〝言うは易く行なうは難し〟の世界です。でも「できるだけ役者になっていただきたい」と私たちは思います。

扁桃体のコーフンを抑える〝ハグ〟の効用

ハグとは、日本語で〝抱きしめる〟という意味です。心理ケアの一つとして、認知症介護の現場で重用されています。

前述のように、扁桃体がコーフンするとイライラして血圧が上がります。それを抑えるのが、脳から出るオキシトシンというホルモンです。思いやりホルモンとも愛情ホルモンともいわれています。

そこでハグと一緒に背中をさする、手の甲をさする、手を握るなどのボディ・タッチを加えると、患者さんにもオキシトシンがたくさん出て穏やかになる……。というのです。

このオキシトシン、若い人の場合は恋愛したとき、そして母親になったとき大量に分泌されます。母乳が出るのはそのためだといわれています。

ハグのあと患者さんの唾液を調べたところ、低い人で二五％、高い人では八四％もオキシトシンの分泌量が増えた、といいます。不安感、孤独感が無くなって異常行動が止まるのですね。

スキンシップの次はアイ・コンタクト、いま話題の介護テク「ユマニチュード」

「このやり方で劇的変化が!?」といま話題になっているのが、フランス生まれの介護メソッド「ユマニチュード」です。その中心がアイ・コンタクト。つまり、つねに相手の真正面からその目を見つめながら話しかけたり、治療を行なうということです。

ユマニチュードとは、「人間らしさを取り戻す」という意味だそうです。

「エーッ！　そんなことで？」とお思いでしょう。でもこれがすごい効果を発揮して、寝たきりだった人が自力で起き上がったり、お化粧を始めた女性もいるとか。

ユマニチュードのパワーは大変なものですね。

たしかに目を使ってお互いのコミュニケーションがとれるのは、チンパンジーなどの霊長類以外はヒトだけです。熊は目を合わせると襲ってくる。野良猫は目を合わせたら逃げる。でもユマニチュードでは、必ず相手の真正面に位置して相手の視野にしっかり入り、顔を近づけ、相手の目を見続けます。そしてゆっくり、静かな声で話しかける。

するとこれまで話しかけても何の反応も無かった人が目線を合わせてくる、そしてイエス、ノーの意思表示をしてくれる……。

では、なぜ「真正面から見つめる」ことが重要なのでしょうか？

それは認知症患者さんの視野がとても狭くなっているからだそうです。健常者が思っているのとは全然違います。

そのことは、「認知症体験ツアー」をやってみると実によくわかります。視野が狭まると、健常者では〝普通にできる〟はずのことがまったくできなくなってイライラします。スタッフがすぐ横で手を振ってもまるで気が付きません。

からだのケアをするときも、横から突然手を伸ばすと、患者さんは突然現れた手に驚いて拒絶反応を示します。でもまず手を真正面から患者さんに見せ、「これからお口を拭きますよ」などと話しかけます。すると相手はそれまでイヤイヤと拒否していたのがウソのようにうなずいて、反応を返してくれるそうです。

相手が怒りを見せたときはなおさらです。真正面からのアイ・コンタクトが重要です。そして「何かイヤなことがあったの？」と笑顔で話しかけます。

そう、ユマニチュードのカギは〝安心感〟にありました。患者さんは、介護者が良かれと思ってしてくれることでも本人にとって理解不能であればパニックになっておかしな行動をとってしまうのです。

「この人と一緒にいると安心、楽しい」と思わせることができれば最高ですね。

認知症は意識がつくり出す部分が大きい——予防の心得

深刻は敵、楽観は味方、いまこそ「プラス発想」の出番

そこで思い付いたことがありました。そう、いまこそ「プラス発想」の出番です。

プラス発想とは、たとえば手元の財布に一万円あるとして、「アッ、一万円しかない！　ヤバイなァ」と悲観的に受け止めるか、「まだ一万円もあるじゃないか」と楽観的に考えるか、その差です。

だからもし落ち込んでしまうようなことが起こっても、「この程度でよかった。私はツイてる！」と前向きに考える。

とにかく認知症の予防にとって悲観は禁物。〝深刻は敵、楽観は味方〟です。

悪口は自分に跳ね返る、「おかげ様で」のココロが大事

悪口とは、往々にして嫉妬心から生じます。そしてそのほとんどは自分専用の〝うぬぼれ鏡〟が原因です。ムリもありません。人間誰しも、他人の鏡に自分がどう映っているかなんて気に

もしませんもの。

それどころか、他人から見て「あの人は自分勝手だなァ」と思える人が（自分ほど他人に気を遣っている人間はいない）とか、他人から見て「あの人はずいぶん冷淡な人だなァ」と思える人ほど、（自分ほど優しい人間はいない）と思っていたりするのです。とにかく〝うぬぼれ鏡〟に映る自分はいつも最高の存在です。〝人の振り見てわが振り直せ〟とか、〝実るほど頭を垂れる稲穂かな〟などという格言が死語になってしまうわけですね。

でも認知症の予防や改善にとってはこれはとてもマイナスです。できれば日常的に「おかげ様で」の感謝のココロを持ち続けたいものです。

「おかげ様」の語源は〝お加護〟です。発祥は伊勢神宮。その社殿は弥生時代の高床式穀倉に由来します。お加護は農業による収穫を天の恵みとして感謝することから始まりました。

仏教の教えにこんな句があります。「いがみ合うなら地獄、おがみ合うなら極楽」――なるほどもっとも、とうなずけます。

まずは友人や仲間、そして社会（地域）とのつながりが大事

高齢者にとって重要なのは、「居場所」と「役割」です。「私は誰かの役に立っている」と感

じ、生き甲斐を持てるようにするのが、もっとも大事です。

それが〝社会とのつながり〟です。トシをとったらより積極的に人と交わる必要がありますね。といっても「奉仕活動をしろ」なんて堅苦しい話ではありません。できるだけたくさん友人をつくり、お茶を飲んだり、食事をしたりしながら雑談する。

「毎日三人は知らない人に話しかける」という人がいます。つまりコミュニケーションが大切――ということです。

沖縄県の大宜味村と言えば、〝長寿の里〟として知られています。総人口は三五〇〇人ほどですが、九〇歳を超える長寿者が常時八〇人はいるとか。

その秘密はまず食生活。肉食の量はたとえば秋田県に比べて二倍半の五〇グラム（秋田県は約二〇グラム）、豚肉なんぞ、足の先（アシテビチ＝豚足）から頭（ミミガー）まで食べます。そして野菜は緑黄色系たっぷりで一般の三倍、豆腐に代表される豆類（豆腐ようやゴーヤチャンプル）などは一・五倍、果物もよく食べます。

問題は塩分ですが、沖縄県は厚生労働省が目標にしている一日一〇グラム以下を達成している唯一の県です。大宜味村はなかでも九グラム以下（ちなみに秋田県は一四グラムほど）。そして魚や海藻類……。

さらに特筆すべきは、村民のみなさんの意識です。この村のご老人たちは一様に、「生きている限り現役」という思いがとても強いことです。高齢になってもからだが動く限りは畑仕事をしたり、村の伝統産業である芭蕉布の糸紡ぎをしたり……村の行事やボランティア活動にも率先して参加しているそうです。そして夜は、軽く泡盛を飲んで踊りまくる……。

新聞でこんな記事を発見しました。

「これからの高齢者にはキョウヨウとキョウイクが必要だ」というのです。「今日用事」と「今日行く所」がある、という意味だそうです。言い得て妙ですね。

趣味に没頭できれば脳が喜ぶ――生き甲斐を持ちましょう

寄席通い、ヒトだけが持つ「笑い」の効用

「笑うと脳に良い」――もうかなり前から話題になっていますね。

でも「なぜ良いのか?」ということはよくわかりませんでした。でも最新兵器の登場で、その理由がわかってきました。

その最新兵器の名は「光トポグラフィ」(近赤外線計測)といいます。コンピュータを駆使し

た画像処理技術のことで、脳内の血流の動きを見ることで脳内のどの部分が働いているのか――を判定することができます。

その結果、笑うと大脳皮質の「前頭前野」に血流が集まり、鋭く反応していることがわかりました。前頭前野は、考える、判断する、創造する、そして海馬の容量がいっぱいになったときとりあえず記憶を一時的に保管する役割を持っています。ともあれヒトの知的活動に大きくかかわっている部分です。

その前頭前野が笑いに深く関係している……。ということは、認知症的に考えると笑いに〝記憶を引き出す〟力があるのではないか？　と考えられるのです。

認知症になっても、いったん記憶したものが消えるわけではありません。問題は〝引き出す力〟の機能低下です。笑いが前頭前野の〝栄養分〟になってこの引き出す機能を向上させてくれるとすれば……これは朗報です。

認知症予防学会のお墨付きが出た「楽器演奏」

「私、クラシックの名曲を聴くととても良い気持になるの」、「僕は断然ジャズだねぇ」、「いやいや、音楽と言えばヘビ・メタのハードロックに限る！」――好みはそれぞれですが、いずれにしても音楽を聴くと副交感神経がよく働いて、ストレスを和らげる効果があることは以前から知られています。

これはこれですばらしいことですが、そこでもう一歩踏み込んでご自分で楽器を演奏してみたらいかがでしょう？

実は最近の研究で、楽器の演奏が認知機能の向上に良い影響を与えることがわかってきました。

こんな実験があります。一卵性の双子さんのうち、どちらか一人だけに楽器演奏のトレーニングをしてもらいました。すると、楽器を演奏する人はしない人に比べ、高齢になったとき認知症を発症するリスクが六四％も少ないと予測される――というのです。

一卵性ですから、お二人は同じ遺伝子を持ち、子ども時代の生育環境もほぼ同じです。

それなのに楽器を演奏するかしないかだけでこれだけの差が出たということは、〝まさに恐るべし〟ではありませんか。

このような実情を踏まえて、二〇一八年九月、日本認知症予防学会の学術集会で「楽器演奏」についての研究成果が報告されました。しかも「効果あり」の太鼓判！

報告者は岡山大学病院脳神経内科の阿部康二教授です。同教授はその理由について、「楽器演奏は脳のかなりの部分を使わなければなりません。それが脳全体を活性化させるのでは、と考えられます」と述べています。

カラオケは回想法の進化形、振りをつければより効果的

認知症の治療現場でいま「回想法」という療法が注目されています。回想法とは、アメリカの精神科医ロバート・バトラーさんによって提唱された心理療法で、高齢者を集めてグループをつくり、たとえば生まれた場所や通っていた学校、好きだった遊び、家族の話などを思い出してお互いに語り合う――というものです。

古い記憶をフィードバックさせることによって脳が活性化され、認知症を予防する、とされています。気合いの入ったグループでは、集会の場にわざわざ昔の小学校の教室風景をお芝居の舞台装置のようにセットすることもあるようです。

そして最近、この回想法にカラオケを取り入れる動きが高まっています。それも古い歌ほど効果的です。

歌にはそれぞれ流行した〝時代背景〟が刻み込まれています。歌手にもそれぞれのストーリーがあります。歌詞を流してくれるカラオケ・ビデオにも、昔のままの雰囲気を伝えてくれるものがたくさんあります。音をたどっていくことによって、記憶の糸がより太くなるのです。

その意味では、歌詞を暗記するよりむしろビデオの映像を一緒に楽しむほうが効果があると言えますね。

さらに、歌にフリをつける（からだの動きを加える）ともっと良いようです。歌いながら手拍子やカスタネットを打てる曲なんかとても良いでしょう。

また簡単な扮装をして歌う〝ジバオケ〟（芝居つきカラオケ）もおすすめです。時代劇ものなら刀を振り回したり足を踏ん張ったりできますもの。

もっと最高なのは楽器を演奏しながら歌うことです。ギターやキーボードを習うと良いですね。渋いところでは小唄。一曲が短いですし、それに小唄には三味線が付き物です。人によってはこれで症状が劇的に改善した、という声もあります。

それればかりではありません。カラオケが誤えん性肺炎を防ぐというのです。高音、低音の繰り返しで細菌を口外に押し出す——というわけです。

旅行したら必ず紀行文（感想文）を書く習慣を

「書く」という行動は頭をフル回転させます。名所旧蹟の姿、そして旅先で出会った人々との触れ合い、うれしかったこと、あるいは疑問に感じたことなども書き込みます。ある程度まとまったら、自費出版して知人・友人や身内に配ることもできます。これはみなさんの〝生きた証〟です。

「人生、脳を生き生きさせる秘訣はカ・キ・ク・ケ・コにあり」という人がいます。至言です。

私たちなりに言葉を当てはめさせていただくと、カ＝感動、キ＝企画、ク＝工夫、ケ＝継続、コ＝好奇心――ということになりましょうか。

「企画」とはプランニングのことです。たとえば「休日をどうやって過ごすか」のプランをつくる、旅行ならここと、ここは是非観てみたい、それらを効率よく回るための交通手段やホテルの選択、散歩なら「上野の美術館でフェルメール展を見て、上野の森を散策、最後は△△店でおいしいものを」などなど。

とにかく何事も企画を立てるのは楽しいものです。そこにみなさんの「好奇心」が反映されます。さらに経費を安く上げるための「工夫」……そして企画が終了した後はどっぷりと「感動」にひたりましょう。さらにもっと大事なのが「継続」、文字どおり「継続は力なり」です。

〝千里の道も一里から〟です。この実践で認知症予防対策はバッチリです。

芸術家はボケにくい？　絵、俳句、書道など何でもOK

下手で良いんです。

むしろ「上手になろう」なんて思わないほうが長続きします。あとで私的な個展を開いたり、句集をつくることもできます。

たしかに、画家とか小説家とか、芸術家には長生きの方が多いようです。健康寿命も長いですね。

もちろん、茶道や華道などの習い事もおすすめ。月謝代や交通費などお金はかかりますが、社会的なつながりが広がりメリットのほうがもっと大きいと思います。

ココロは遺伝子の働きも変える。そして〝脳内ホルモン〟の絶妙のアシスト

良い遺伝子のスイッチオン！「トレジャーDNA」と「DNAスイッチ」の発見

認知症にも遺伝子が関係していることはすでに述べました。でもその遺伝子には〝良い遺伝

子〟と〝悪い遺伝子〟があり、良い遺伝子のスイッチをオンにして悪い遺伝子のスイッチをオフにすれば認知症も防げる（？）――というのがこの項のテーマです。

かねて「遺伝子スイッチオン説」を提唱されたのが筑波大学名誉教授・村上和雄先生です。「心がそのスイッチを握っている」――と。

そして村上先生の予言どおり、最近の研究が〝村上説〟を科学的に裏付けました。というのも、科学の世界ではこれまで〝ゴミ〟扱いされ何の用途もないとされてきた九八％のＤＮＡに、〝病気からからだを守る〟ための良い遺伝子暗号が隠されていることがわかったのです。

実はこれが〝自己治癒能力〟の真の正体でした。そこで医学会ではこの遺伝子暗号を「トレジャーＤＮＡ」と名付けました。文字どおり〝宝物〟という意味です。

で、遺伝子コントローラーのオン、オフを握っているのが「ＤＮＡスイッチ」です。わかりやすく言うと、「ＤＮＡメチル化酵素」という物質が体内に増えるのを抑えるとスイッチがオンになるそうです。

問題はこのＤＮＡスイッチをフル・オンの状態にもどすことですが、そのためには〝ココロの修整〟（悪い生活習慣の改善）が大きくモノを言う――それが村上先生の主張です。

たとえば前述の長寿遺伝子です。もちろん良い遺伝子です。またの名を節約遺伝子といいました。ところが人類が飽食の時代に入ってからすっかりお呼びがかからなくなり、ぐっすりとお休みタイムに入ってしまったようです。私たち自身が長寿遺伝子のDNAスイッチをオフにしてしまったからです。

そこで糖質や脂質、タンパク質が〝わが世の春〟とばかりに暴走を始めました。糖質過多による糖尿病、脂質過多による肥満、そしてタンパク質過多によるアルツハイマー。アミロイド・ベータやタウ、その他のタンパク質が脳内に老廃物をため込み、神経細胞にからみついて機能不全を起こします。

でも救いはあります。いまさら食糧難の昔にもどることができないにしても、ちょっと意識を変えるだけで良いんです。食生活の悪い習慣が変われば、長寿遺伝子のDNAにスイッチがオンになります。

DNAスイッチをオフにしてしまう最大の敵は睡眠不足

もう一つ大切なのが、「自己治癒能力」を働かせる遺伝子暗号の覚醒です。

文明の進歩で、私たちの日常生活では部品が壊れても修理をしません。すぐ新品に取り替えます。肉体も同じです。これではせっかくの自己治癒能力もサビついてしまいます。がん、脳卒中、心筋梗塞、肺炎などの多発です。

そして情報過多社会が生む強いストレスがこれに拍車をかけます。ストレスを防ぐ自己治癒能力のスイッチがオフになってしまったからです。これをオンにもどすために必要なのが〝快適な睡眠〟です。

睡眠は、脳を休息させる唯一の手段です。ところが現代人はどうも〝良い睡眠〟がとれていないようです。「五〇歳以上の三人に一人が睡眠不足に悩んでいる」というデータもあります。

私たちはもっともっと睡眠に気を使わなければなりません。

厄介なことにこの脳神経細胞、普通の体細胞のように、食物から摂る栄養分と酸素だけでは生命を維持することができません。では何が必要かというとそれは睡眠です。脳神経細胞は、不眠にきわめて弱いのです。

そこで動物たちは、進化の過程でうまい方法を考え出しました。たとえばキリンやフラミンゴは立ったまま脳の片方ずつ眠ります。これを〝半休睡眠〟といいます。クジラも同じです。アマツバメは飛びながら寝るそうです。一日三時間しか眠らなかったという伝説の男・ナポレオンも、もしかしたら半休睡眠をしていたのかもしれませんね。

とにかく脳を休ませるのは睡眠だけ。ストレス脳の特効薬です。「ストレスは二一世紀の流行病だ」——と断じたのは、WHO（世界保健機構）です。コロナ・ウィルスとは違う、〝静かなるパンデミック〟と言えるのかもしれません。

睡眠は「記憶の整理と保存に不可欠」というお話

ヒトはなぜ眠るのでしょう？　単に脳を休ませたり、活動エネルギーを補充するだけではありません。もっと大きな仕事、そう、記憶の整理と保存に不可欠だからです。睡眠中に、新しく記憶したことと、それまでに記憶していることの分類・関連付けが行なわれるからです。

その仕組みはこうです。新しい記憶は海馬から大脳皮質にある前頭前野に送られ、ここで整理整頓されます。図書館の書庫を思い浮かべてみてください。関連本が見事に並べられていますよね。あれと同じです。この関連付けがしっかり行なわれていないと、せっかく保存した記憶をイザ引き出そうというときにバラバラでしか出てこない、というわけです。

この仕組みを発見したのは、ドイツ・ルール大のサビーヌ・シーハーゲン教授とアメリカ・ハーバード大のロバート・スティックゴールド教授です。

教授らは乳児や成人数百人を対象に勉強やピアノのレッスンなどをしたあと眠らせるグループと、一睡もさせないグループに分けました。その結果、よく眠った人は学習内容がしっかり定着していましたが、一睡もしなかった人はそのほとんどを忘れてしまった……。

前頭前野は、とくに感情を伴う記憶を論理的思考に組み立てる大事な器官だそうです。論理的思考は正しい判断力のもとになります。

それにしても、なぜ前頭前野での検索が必要なのでしょう？　たとえばこんなケースがあります。みなさん、枕元のテレビをつけっぱなしで寝込んでしまったことはありませんか？　そのテレビでもしＵＦＯ番組をやっていたら……「ＵＦＯに連れ去られた」などのテレビ記憶が、まるで自分が実際に体験した事実としてインプットされてしまうことがあります。

あるいは他人に聞いた伝聞話を自身の体験として記憶してしまうこともあるでしょう。その真贋をつけるのも前頭前野の仕事……。ということでしょうか。

睡眠のリズムが狂うと「体内時計」をリセットできなくなる

〝良い睡眠〟は脳神経細胞を活性化します。脳の疲れがしっかりとれているかどうかが勝負です。では〝良い睡眠〟の条件とは何でしょう。それは「量」と「質」と「定時性」です。「量」とはもちろん睡眠時間です。連続して七時間ぐらいが最適、とされています。「質」とは睡眠の二つのタイプ「レム睡眠」と「ノンレム睡眠」のことです。

レム睡眠は浅い眠り。からだは寝ているけれども脳は起きています。夢をよく見ます。ノンレム睡眠は熟睡状態で、脳も完全に寝ています。いわば無意識の世界です。でも呼吸と心臓は動いています。脳は休まります。

でもまぁ、無意識のままではちょっと困ります。そこで人の生理として、レム睡眠とノンレム睡眠が交互に繰り返されることになっています。

三つ目が「定時性」です。日本の鉄道は分秒まで正確に発着することで世界の賞賛を浴びていますが、睡眠もまたこの定時性がもっとも大事な要素です。

それは私たちのからだに備えられている「体内時計」に理由がありました。体内時計は二四時間一一分の周期で動いています。一日を二四時間と定めた根拠でもあります。余裕の一一分は脳の場合は朝の光を浴びることで、その他の臓器は体内のインスリンによってリセットされます。

ゆえにもし睡眠が夜、昼逆転したり、寝たり起きたりの不規則睡眠になると、体内時計は定時性を失ってリセットできなくなり、ソーシャル・ジェットラグ、つまり時差ボケ状態になってしまいます。つまり体内時計を支配している時計遺伝子のスイッチがオフになってしまうのです。自律神経の安定、つまり脳に緊張をもたらす交感神経と、休息をもたらす副交感神経のバランスがとれなくなります。

というわけでいまもっとも問題になっているのが〝スマホ依存症〟です。ペリーの黒船来航を皮肉った狂歌ではありませんが、〝スマホをいじって夜も寝られず〟という状態のことです。

一日中スマホと付き合っていると、前述のように記憶の分類・整理の時間がなくなり、「脳過労」（とくに前頭葉の疲労）になってしまうからです。西欧ではこれを「オーバーフロー脳」とか「デジタル認知障害」と呼んでいます。記憶力、意欲、好奇心の低下につながるといいます。

早めの対策でココロの安らぎを──「運動」と「検査法」

一時間座り続けで寿命が二二分短くなる!?　高齢者に適した予防運動を

近年、〝座りすぎの害〟についての研究がさかんです。オーストラリアのシドニー大学や、明治安田厚生事業団体力医学研究所など、いろいろなレポートが目を引きます。認知症、脳梗塞などの脳血管性障害、糖尿病などのリスクが高まる……。というのです。

たとえば「一日一一時間?以上座っている人は、六時間未満の人に比べてうつ病や心理的ストレスなどを抱える人が三倍近く多い」とか、「一日一一時間以上座っている人は、四時間未満の人に比べて死亡リスクが四〇％アップする」……など。

たしかに現代の日本人は、平日の総座居時間で世界二〇カ国中サウジアラビアと並んで世界ナンバーワン（二〇一一年調べ）です。職場では長時間のデスクワーク、自宅ではテレビやスマートフォン……一日のおよそ六〇%を座って過ごす。致し方ないのかもしれません。

これを少しでも解消するのが運動です。そこで高齢者に適した予防運動を二、三ご紹介してみましょう。

だいたいヒトは、地球の〝重力〟に対抗するため、三〇分に一回は立ち上がらないとからだがダメになってしまうそうです。人体は四方八方からかかってくる重力に対して反応することで筋肉・骨格を維持しています。運動をしないと、やがてからだの平衡すら保てなくなります。

認知機能や心肺機能も相当に老化します。

ⓐ筋肉八ヵ所刺激の優れ者「つかまりスクワット」

そこでおすすめの第一が「つかまりスクワット」です。筑波大大学院の久野譜也教授が提唱なさっています。そのやり方は、足を肩幅に開いて立ち、椅子の背に捕まって椅子に座るようなイメージで膝を曲げて腰を落とし、ゆっくりと元の姿勢に戻します。これを一回に一五回、一日三回はがんばりたいところです。

普通の筋肉運動では四ヵ所の筋肉が鍛えられますが、この「つかまりスクワット」では大腿四頭筋（太ももの表側）、ハムストリング筋（同裏側）、大腰筋、前脛骨筋（すね）、下腿三頭筋（ふくらはぎ）など八ヵ所の筋肉を維持できる――といいます。

なかでも大事なのが大腰筋と大腿四頭筋。大腿四頭筋は座った姿勢から立ち上がるとき大きな役割を果たしています。また大腰筋は、上半身と下半身をつなぐ唯一の筋肉で、腰の部分の奥にあります。

そのためふだんの歩行だけでは鍛えることができません。足を引き上げるさいに大きな役割を果たしています。大腰筋が弱るとスリ足になり、小さな段差でも転倒しやすくなってしまいます。

(b)「カカト落とし」で骨を強くする

骨をつくる成分（カルシウムなど）が不足すると、骨細胞から脳に向かって「ヘルプ・ミー！」とSOS信号を送ります。その媒介をするのがメッセージ物質のスクロレチンです。カカトに衝撃を与えると出てきます。すると今度は脳から折り返し骨芽細胞に「至急、貯蔵しているカルシウムを放出せよ」という指令が出て骨が修復されていきます。つま先立ちしてカカトを上下させるだけの簡単な運動ですが、これが案外とよく効くようですよ。

(c) 頭とからだを同時に使う、ゲーム感覚の「コグニサイズ」

脳の老化を食い止めるには、頭と手足を同時に使うことが大事だそうです。アメリカでは「シナプソロジー」と呼ばれています。

「コグニサイズ」は、この実践のために国立長寿医療研究センターが考案した運動法です。コグニション（認知）とエクササイズ（運動）を合わせたネーミングです。暗算やしりとり、ゲームなどの頭の体操と全身運動を同時にやるところがミソです。考案者はこう言っています。「（認知機能の改善には）心拍数が上がった状態で頭を使うことが重要なのです。うまくできなくても良い。それと、楽しみながらやるのが継続の条件ですね」。回数や時間はリーダーによって違いますが、週一回三〇分から四〇分程度でＯＫ――とのことです。

――そのほかいま高齢者向けの運動法は花盛り。バラエティ豊かです。どうぞお試しを。

転ばぬ先の杖、早期発見・早期治療のための新しい検査法

第1章でもご紹介したとおり、アルツハイマー型は無症状期二〇年、発症前のＭＣＩ（軽度認知障害）が五～一〇年と発症までにとても長い時間がかかります。できるだけ早い段階で自分の状態を知り、その人に合った予防行動をとるのはとても大事なことです。

ところが多くの方が診断をいやがります。二〇一七年に英国の医学雑誌に発表された研究に

よると、七〇歳以下では四人のうち三人が診断を受けていません。そして男性のほうが女性よりその比率が高いといいます。

ムリもありません。物忘れ外来なんてこっ恥ずかしいし、何より検査代が高い。たしかにアミロイド・ベータの蓄積量を調べるとき、昔は高額な「PET検査（陽電子放射断層撮影）を受けるか、背中に針を刺して髄液を採取する必要がありました。これは痛い！

でも現在は検査法も格段に進歩しています。多くのチームが研究に取り組み、痛みもなく簡単、検査時間も短く、検査費用も安く済むという三拍子揃ったものが次々と開発されています。

そのいくつかをご紹介してみましょう。

(a) ごく微量の血液でリスク判定をする「MCIスクリーニング法」

みなさん、かつて一介のサラリーマンにしてノーベル賞を受賞した島津製作所の田中耕一さんのこと、覚えていらっしゃいますか？

この検査法には、そのさい受賞対象となった「質量分析装置」の最新改良型が用いられています。

アルツハイマー病の〝敵〟アミロイド・ベータには、その動きを抑える三種のタンパク質の存在が知られていました。でも残念ながら、この三種とも加齢とともに減少していきます。

つまり毒性のあるアミロイド・ベータを脳内から排除したり、アミロイド・ベータと結合してその毒性を弱める機能も低下することを意味します。つまりアミロイド・ベータが脳内にたまりやすくなるわけです。

そこで検査では、ごく微量の血液採取で三種のタンパク質の比率を計測、病気の進行度合いを判定します。二〇一五年春から全国・四〇〇の医療機関で本格的に実用化されています。

検査結果は正常の「A」から高リスクの「D」まで四段階。二〜三週で判明。費用は二万円ほどだそうです。でもご安心ください。これまでの検査累計では正常の「A」が五三%、「B」が二七%、「C」と「D」併せて二〇%だそうです。ここは早めに検査を受け、安心の「A」判定で気分を良くする……。というのも一手です。

田中さんはかつてノーベル賞を受賞したとき、マスコミに〝今後の目標〟を聞かれてこう語っています。「一滴の血液でさまざまな疾患の診断ができるようにしたいですね」——と。

その願いがいま認知症の世界で現実のものとなりつつあるのです。

(b) リン酸化タウ・タンパクをマーカーにする新手法

アミロイド・ベータとともにアルツハイマー病のもう一つの原因とされるタウ・タンパク。

なかでも脳内に蓄積し易いタイプのリン酸化タウに着目したのが、京都府立医大神経内科・

徳田隆彦教授らの研究グループです。

もともとリン酸化タウは、バイオマーカー（アルツハイマー病の指標）として使えることが以前からわかっていました。ただ実用化には難点がありました。それは脳内のリン酸化タウの量（血中濃度）がごく微量であるということです。これまでの分析機器では測定が難しかったのです。

そこに〝救いの手〟が現れました。アメリカの企業が開発した「シモア」という分析装置です。この機器の導入で、なんとこれまでより一〇〇〇倍という感度で検体を分析できるようになったのです。こちらも検査費用は二万円ほどとか。

リン酸化タウは、発症より一〇年ほど前からたまり始めます。アミロイド・ベータ（約二〇年）の半分です。スパンが短い分、現状の進行程度がよくわかる――と言えますね。試してみる価値はありそうです。

AI（人工知能）活用のナノ・マシンで二年以内の発症予測

アミロイド・ベータは、平均的には発症の二〇年も前からたまり始めます。問題はその後、認知症を発症する人としない人がいることです。それを見分けるすごいナノ・マシンが開発されました。

開発したのはカナダ・モントリオールのマギー大の研究チームです。

まずＡＩに二七五人の脳画像を診断させたところ、九つのポイントをはじき出しました。

つまり同じ脳内でもどの部分にアミロイド・ベータがたまっているかで発症するかしないかが分かれる――というのです。しかも二年以内に発症するかどうか、八四％の確率でわかるそうです。

いま、私たち取材班もそのディティールについて追跡調査中です。

一方、現在研究中というＡＩ検査法もいろいろあります。

約一〇分間の問診で得た会話データを用いるのは慶応大学研究チーム。認知症の人の会話には、同じ言葉が反復されるなどさまざまな特徴があるからです。

順天堂では、ＩＢＭのＡＩシステム「ワトソン」と会話させ、その笑顔を一〇〇点満点で点数化します。長崎大学大学院は、冷蔵庫や薬箱に取り付けた小型センサーで日常生活を記録し、ＡＩに分析させて認知症の兆しを見つけるシステム開発をしたといいます。

いずれも認知症の兆候をいち早く検知することを目指しています。

遺伝子から探る「APOE検査法」

いま、遺伝子検査ビジネスが世界的に大流行です。遺伝子検査で何を解析するかと言えば、たとえば遺伝子的に「どんな病気になりやすい体質を持っているか」、「ご先祖様のルーツを知りたい」、あるいはご自分の子どもが持つ潜在能力、たとえば「音楽的センスはあるか」、「運動機能が優れているか」ｅｔｃ．

検査を請け負う会社は日本だけで七四〇社以上。唾液を送るだけで最短一週間で結果が出るそうです。料金は九八〇〇円から五万八〇〇〇円台が多いとか。

で、この手法を認知症に特化したのが「ＡＰＯＥ（アポイー）検査」です。そう、「認知症になり易い遺伝子を持っているか、いないか」を調べます。ＭＣＢＩ社が開発したと報道にありました。

同社によると「認知症のリスク要因であるアポリポ・タンパクＥ（ＡＰＯＥ）の遺伝子型を調べる」とあります。発症リスクの低いＡＰＯＥ１からリスクの高いＡＰＯＥ４までの四段階です。

また国立がん研究センターと国立長寿医療研究センターでは、がんの早期発見を目指す「マイクロＲＮＡ法」が「アルツハイマー型、脳血管性などほとんどの認知症の発症を予測できることを発見した」と発表しています。

ココロを癒してくれるとっておきのやり方、それは「瞑想」

脳波とココロ、「瞑想」が呼ぶシータ一波の不思議

ヒトは緊張すると脳内の音波が高くなります。これを〝ベータ一波〟(ストレス波) といいます。興奮状態ですから記憶もクソもありません。

でも気持ちが落ち着くと記憶力もスムーズ、これが〝アルファー波〟(リラックス波) です。

さらに平静の境地に入ると創造力にかかわる右脳が活性化、予知力 (第六感) や透視力などいわゆる〝超能力〟発揮の準備ができます。シータ一波の世界です。

いえ、現代人は超能力というとびっくりしますが、これらはもともと動物に備えられていた本能的なものです。はるか上空から小動物の動きを見分ける〝鷹の目〟、ご主人の足音を一キロ先から感じる〝犬の聴覚〟などの延長線上にあるだけです。

そして一番低いのが〝デルタ一波〟です。熟睡中に出る音波域です。瞑想が上手くできるようになると、シータ一波の世界に入れる、と言われています。

「気」をみなぎらせればココロは安らか、良い遺伝子がスイッチ・オン

元気、やる気、人気、気力、気配り……私たちの身の周りには、「気」のつく言葉があふれています。人間生活のほとんどに「気」がかかわっているといってよいでしょう。

あるいはよく、「あの人は器量が大きいわね」なんていい方をします。器量とは「気」の量そのものです。人生は「気」がモノを言うのです。

では「気」とは何でしょう？　私たちは「気」＝〝宇宙の波動〟だと解釈しています。では宇宙の波動とは何でしょう？　生命エネルギーそのものです。絶えず新鮮な「気」が体内に満ちていれば気力が充実、海馬を休ませ、ニューロンを活性化してくれる――というわけです。

当然、運気も上がります。

「気」は光としてやってきます。インドでは〝チャクラ〟といって、「人体には頭のてっぺんから丹田（おへその下あたり）まで気の通り道がある」と考えます。

漢方では「経絡」（経脈と絡脈）です。日本ではツボといいます。経脈はタテ線でメイン・ルート。絡脈はヨコ線でサブ・ルートです。サブといっても大事な存在で、よく、わかりにくい文章のことを「脈絡がない」というのはこのことです。

「気」を受ける脳の窓口を「松果体」といいます。その名のとおり松の実ほどの小さな器官で、

間脳の一番上部にあります。とくに右脳側の松果体は直観力やテレパシーの源泉とされています。

〝第三の目〟ともいわれ、その名残り（?）が仏像のひたいにつくられる「白毫」（心眼）です。

そして「気」が充実すると、後背からオーラが現われます。オーラとはからだから発する放射線のことで、目には見えなくても感じることはできます。

「瞑想」はラクしてナンボ、〝自分流〟でOKです

「瞑想」――用語辞典にはこうあります。

「想念を集中して心身ともに全人格的な統一沈潜の境地に入ること。絶対なる神と合一する神秘体験に到達するための修行の一つ」（現代用語の基礎知識＝自由国民社）。

いや、これは大変です。なるほど、瞑想と言えば座禅が有名ですが、たとえば創始者の達磨大師は洞窟の壁に向かって八年間も瞑想し、「面壁八年」の名句を残しました。

同じくインド釈迦国（インド北方、ヒマラヤの麓でガンジス川源流あたりにありました）の王子だったゴータマ・シッダールタ（釈迦牟尼）は、菩提樹の下で悟りを開くのに六年の苦行を要しました。

でも大丈夫。これは修道者の世界です。私たちがおすすめする瞑想はもっとフリーでラクチン。手っとり早くマイペースでできる、簡単なやり方で良いのです。蓮華座（結跏趺座）も関係なし、むずかしく考える必要はサラサラありません。たとえばこんな具合です。

①森林浴瞑想法＝森の中に入ったら木の切り株にでも腰掛けて目をつぶり、森から聞こえてくるさまざまな音に耳を澄ましましょう。小鳥たちの絶え間ないさえずりや渓流のせせらぎ、木々のざわめきや虫の音にじっくり耳を傾けます。

日本人は母音への感知力が高いことから虫の音を言語脳で処理するのに対し、西洋人は音楽脳で処理するという違いがあり、日本人は鈴虫の音色、風鈴、声明を心地よいものとしてとらえています。

波の音や水琴窟の音が心地よいと感じる方は多いと思います。CDなどで川のせせらぎや水滴の音を聞いて癒される方も少なくありません。波の音は胎児のときに母親の胎内で聞いた羊水の流れる音にも似ているといいます。人は懐かしいものに安らぎを覚えるものです。

②お花畑瞑想法＝できるだけたくさんの花々が咲いている花畑や公園に行きます。

ヒトは自分にとって好ましいと感じる香りを嗅ぐと、忘れていた記憶が蘇えることがあります。ココロが安らぐと、海馬や前頭前野も元気づくのです。

香りは、瞑想とも深い関係があります。古代インドの時代から釈迦を始めとする修行僧たちが虫除けに使っていたからです。

そして仏教とともに中国に伝わり、やがて日本に伝わり、貴族の文化の一つとして独立しました。「香道」として独立しました。

でも香りの本来の効用は、あくまでも植物の芳香成分が「気を鎮める」心理（生理）作用にあったと私たちは考えています。

嗅覚は五感の中でもっとも原始的な感覚で、一〇〇〇種類もの受容遺伝子があり、眠っている間も働き続けているそうです。また良い香りを嗅ぐとリラックス波のアルファー波が出る——という研究もあるようです。

古代エジプトでは、死者の霊魂が三〇〇〇年経つと復活する、という来世信仰からミイラをつくります。ツタンカーメンなどファラオの遺体から脳や内臓を取り出し、代わりにアラビアのカンラン科の樹皮からつくった香料を詰め込みます。

これはミルラと呼ばれていましたが、日本ではこれが訛ってミイラになった、と言われています。

③入浴瞑想法＝お風呂（バスタブ）に浸かりながら目を閉じます。
合掌しながら天地の恵みに感謝し、宇宙のエネルギーが体内に入る図をイメージします。

④就寝瞑想法＝床に入り、自分が健康でエネルギーに満ちあふれてるというイメージをつくります。
「私には認知症なんて死ぬまで関係ない」と自己暗示をかけるのも良いようです。

⑤おにぎり瞑想法＝目を閉じて、一個のおにぎりを三〇分かけてゆっくり食べます。
一口ひとくちに意識を向けて口に運びます。これも立派な瞑想法ですよ。

⑥歩行瞑想法＝瞑想と言ってもここだけは目をつぶって歩いてはいけませんよ。
目は開けたまま、でも一歩一歩ゆっくりと。息を吸って一歩、息を吐いて一歩……。
この吸うと吐くに意識を集中します。

とまぁ、その他いろいろ。とにかく〝いまこの瞬間の体験〟だけに集中するのです。瞑想は西洋でも「マインドフルネス」の名で注目されています。

◆これから注目の認知症〝七つの救世主〟

認知症に効果が期待される食品成分の研究

耳寄りな話があります。もしかすると認知症の進行を食い止めるカギになるかもしれないサプリメント（健康食品）の開発についての情報です。

いま、医薬研究の進歩によって認知症予防に効果が期待できる食品成分が次々と明らかになりつつあります。つまり、そうした成分を大いに活用しよう――という流れです。

そこで私たちが注目しているものには、リン脂質（大豆レシチン）、コバラミン（ビタミンB12）、ガンマー・オリザノール（米ぬか）、タキシフォリン（シベリア・アカマツ）、ケルセチン（イチョウの葉）、レスベラトロール（赤ブドウ）、そしてステビア草などがあります。

繰り返しになりますが、「リン脂質」は昔から西欧で〝IQ食品〟とか〝頭が良くなる栄養素〟として注目されていました。

なにせ細胞膜の六五％はリン脂質で構成されています。細胞膜はウイルスや病原菌などからだに悪いものをシャット・アウトし、活動エネルギーを得るために必要な栄養分や新鮮な酸素などを細胞内に取り入れる、実に有能なゲートキーパー（門番）です。

ゆえにリン脂質が不足して細胞膜の機能が落ちると、さまざまな病気を招いてしまうことになります。

さらに脳神経細胞（シナプス）のスムーズな情報伝達に不可欠な、通称・脳内ホルモン（神経伝達物質）のアセチルコリンをつくれなくなります。素材であるコリンが不足してしまうからです。不足すると当然、脳内の記憶系統が麻痺してしまい、大変です。その点、リン脂質にはコリンがいっぱいです。

では「コバラミン」はどうでしょう。コバラミンも以前から記憶力を良くするビタミンとして知られていました。DNA（遺伝子の元となる塩基配列）の合成力や修復力がその理由です。

そしてある研究では、「アルツハイマー患者さんの脳内を調べたところ、コバラミンの保有量が健常人に比べて四分の一から六分の一も少なかった」――というのです。

ただ問題なのが摂取量です。厚労省の基準では「一日二・四マイクログラムあればOK（一マイクログラムは一〇〇万分の一グラム）」ということになっています。でも研究者の間では「シナプスの活性化には一日六マイクログラムは必要」との声があります。

コバラミンはシジミやアサリ、ホタルイカなどタウリン系の魚介類に多く含まれていますが、一日六マイクログラムはなかなかむずかしい。ここはサプリメントで補うしか手はありません。

一方、米ぬか（玄米の表皮や胚芽）に含まれている「ガンマー・オリザノール」は、ストレスを和らげる成分です。しかもその過程がとてもユニークなのです。

ストレスが強いと、脳神経細胞（シナプス）の働きが悪くなります。脳内ホルモンの出が悪くなるからです。不安感がつのり、眠れなくなります。ところがこの成分は、〝快楽ホルモン〟のドーパミン分泌を促進して不安感を一掃してしまうのです。

脳には、人間の快楽や喜びを司る「脳内報酬系」という回路があります。この回路をフル活用するわけです。落ち込んだときは、良い気分にさせることでストレスを吹っ飛ばしてしまおう――ということですね。

さらに、同じく米ぬかに多く含まれる「フェルラ酸」が協力します。こちらも〝興奮を抑える〟脳内ホルモン「ギャバ」の分泌を促進して、自律神経（交感神経と副交感神経）のバランスを正常に保ってくれます。

で、摂取量ですが、認知症予防には一日一〇〇マイクログラムは必要とされています。でも玄米食には好き嫌いもありますし、サプリメントとして摂るほうがベターというものでしょう。

「タキシフォリン」はシベリア・アカマツから抽出された成分で、ポリフェノールの一種です。

近年、京都大学の研究チームが「マウス実験でアミロイド・ベータの蓄積量が四分の一に減少した」と発表して一躍、脚光を浴びました。

「ケルセチン」はイチョウの葉に多く含まれる成分で、やはりポリフェノールの仲間です。

血管拡張効果が認められ、ドイツやフランスでは〝ギンゴ〟の名で親しまれてきました。ところがこれも最新の研究で、脳内ホルモンの分泌を活性化する働きが発見されました。「アルツハイマーの患者さんに一日三回八〇ミリグラムずつ投与したところ、一ヵ月で記憶力・集中力に改善が見られた」――というのです。

ケルセチンには強い抗酸化力があり、〝消去酵素〟として働いていることも考えられます。つまり悪玉活性酸素による脳へのダメージを抑制してくれるのでしょう。ただこちらも一日二四〇ミリグラムを摂るのは至難の技。やはりサプリメントのお世話になるほうが手っ取り早いのではないでしょうか。

そしてレスベラトロールです。赤ブドウやピーナッツの皮などに含まれているポリフェノールの一種で、脳の血流量を増加させることで認知症を予防し、記憶力を回復させる可能性があることが報告されています。本文にもあるとおり「フレンチ・パラドックス」の主人公です。

イタリア・ミラノ大学の研究では「明らかにシナプスが伸びた」と報告されています。

そして最後に、忘れて欲しくないのがステビア草です。その魅力はまず悪玉活性酸素に対抗する抜群の抗酸化力です。その実績は、食品の中でもっとも腐りやすい（酸化されやすい）魚油を用いた東北大学の実験で証明されています。

そして最悪!?の活性酸素であるＬＯＯＨによく似た物質に、大きな抗酸化活性を示しました。

また免疫賦活作用では、多彩な免疫細胞軍団の司令塔「樹状細胞」の活性化効果が、群馬大学医学部肝臓代謝内科によって実証されています。

大阪大学大学院医学研究科の研究では、樹状細胞による新しい免疫療法の可能性さえ提唱されるほどです。千葉大学大学院薬学研究院の実験では、病原菌やウイルスによって生じた腫瘍に対する抗腫瘍作用が認められています。

こうした諸効果の秘密は、ステビア草に含まれる成分にあるようです。豊富なカリウム無機塩類を主役とするミネラル群にビタミン群、そして体内でＤＮＡの本体「デオキシリボ核酸」を精製したり、骨髄での白血球や赤血球の生産を促進したりする葉酸に乳酸……。

これらが相乗効果をもたらしているようです。

なかでも葉酸は〝最高のアルツハイマー予防栄養素であり、興奮を抑える栄養素〟として再注目されています。もちろんその名のとおり葉物野菜に多く含まれていますが、推奨摂取量をクリアするためには、一食にバケツいっぱいほどが必要。やはりサプリメントで補うのが効率的というものです。

さらにステビア草の効能には、熟成発酵による低分子化がひと役買っています。

食品はすべて分子でできています。化学の分子式を見ればわかるとおり、鎖でつながっています。この鎖が多いものを高分子食品、鎖が少ないものを低分子食品といいます。

真珠のネックレスを思い浮かべてください。食品が消化されるためには、ネックレスの紐を切って一個一個バラバラにし、さらにできるだけ小さくしなければなりません。これが低分子化であり発酵がその役を務めます。発酵で生まれる食物酵素が糖やタンパク質を分解してくれるのです。

人体はさらに念入りです。食べ物が口に入るとまず唾液でプチアリンという消化酵素が出ます。胃袋ではペプシン、すい臓ではトリプシンにリパーゼ、小腸でペプチターゼやマルターゼ……といったぐあいです。

食べ物はこうしてさらに分解され、栄養分が細胞内に取り込まれていきます。健康食品としてのステビアでは、葉も茎もいっしょにぐつぐつ煮込みます。

そのエキスがステビア濃縮液です。

さて以上で、本書で〝七つの救世主〟としてご紹介しましたが、認知症の予防・回復に有効な食品成分はこの七つには限りません。また、数ある有効成分のすべてを同時に摂取しなければならないものでもありません。

肝心なのは厳選された有効成分の適切な組み合わせ（レシピ）なのです。

そのような考え方のもとに、必要最小限にしてバランスのよいサプリメントがつくられたように聞き及んでいますが、試してみる価値は十分にありそうです。それが認知症からの予防・

脱出のために救世主となってくれれば幸いです。

（このようにいま、これらの成分を摂れるサプリメントの新製品などが次々と開発されてきていることは大変喜ばしいことです。実際に多くの患者さんに試されて、認知症の改善に役立つ研究がどんどん進んでくれると信じています）。

◇補遺

最後に、ご監修をいただいた白澤卓二先生から本書へ貴重な資料とともに、メッセージが寄せられました。

以下にご紹介いたします。


私はこの本の中で詳しく述べさせていただいた認知症の原因、検査方法、予防と改善策全体を「白澤メソッド」と考えており、それが国内で増え続ける患者さんの回復の一助になると確信しております。

認知症の予防、改善には、食を始めとする生活習慣、効果的で無理のないストレッチ、そして心の持ち方など総合的な観点が必要であるのは言うまでもありません。
総合的改善のメソッドは日々の研究・臨床によって進化し続けておりますが、そうしたなかで質の良いサプリメントも無視できない大切なピースの一つになると考えています。

この本の中で触れた食べ物やサプリメント等の注目すべき認知症改善の素材も含め、これまで研究されたものの中から、質を重視し種類を厳選した「白澤レシピ」をもとに開発したものができましたので、ぜひ摂取して、認知症を予防してください。

認知症の研究は日々進化しており、老化としてあきらめていたのは過去のことです。

すでにいくつか改善されためざましい成果が上がってきていることに励まされて、今後さらに研究を続けてまいります。

監修者紹介

白澤卓二（しらさわ たくじ）

　医学博士。白澤抗加齢医学研究所所長、お茶ノ水健康長寿クリニック院長。千葉大学医学部予防医学センター客員教授。Residence of Hope 館林代表。一般社団法人 国際予防医学協会理事長。

　1958 年神奈川県生まれ。1982 年千葉大学医学部卒業後、呼吸器内科に入局。1990 年同大学医学部研究科博士課程修了。東京都老人総合研究所病理部門研究員同神経生理部門室長、分子老化研究グループリーダー、老化ゲノムバイオマーカー研究チームリーダーを経て 2007 年より 2015 年まで順天堂大学大学院医学研究科加齢制御医学講座教授。寿命制御遺伝子やアルツハイマー病などの研究を専門とする健康長寿研究のオーソリティー。テレビの健康番組や雑誌、書籍などのメディアにおいてわかりやすい解説でおなじみ。著書に、『100 歳までボケない 101 の方法』、『老いに克つ』『免疫力をアップする、塩麹のおかず』、『「砂糖」をやめれば 10 歳若返る』、『ココナツオイルでボケずに健康！』、『アルツハイマー病 真実と終焉』、『Dr 白澤のアルツハイマー革命ボケた脳がよみがえる』、『解毒・神経再生治療でアルツハイマー病は予防・治療できる』『脳の毒を出す食事』他、300 冊を超える。

編者紹介

◇ 認知症〈診断・治療〉研究班

本書において私たちは、認知症の単なる研究にとどまらず、認知症に苦しむ少しでも多くの方々が実際に改善されることを願って、最新・最先端の情報まで網羅いたしました。

その中心となった認知症〈診断・治療〉研究班は、多方面のドクター、メディカルジャーナリスト、サプリメント研究家、栄養管理士、自然農法研究スタッフなどのスペシャリストにネットワークを持ち、最先端の医学・健康情報を幅広く収集するために組織されたプロジェクト・チームです。健康に役立つ諸情報を提供するために精力的に活動を続けて今日に至っております。事務局 ◇ 問い合わせ：電話 03-6826-7000

主幹・廣海輝明（ひろうみ てるあき）

メディカルジャーナリスト。1937年北海道札幌市生まれ。学習院大学フランス文学科卒業。新聞記者（警察庁担当）を経て、フリーライターとなる。健康、経済、紀行、歴史物と幅広く執筆。

とくに老化を止める医療の最前線である健康長寿医学に注目。プロジェクト・チームを率いて膨大な資料と丹念な取材を本書に結実させた。元日本作家クラブ副理事長。健康関連の著書に『秘薬ウコンで肝臓革命』、『1週間でバイクに乗れた車いすの脳梗塞患者』『脳卒中・麻痺からの生還』、『体内革命』、『C型肝炎この10年でわかったこと』『無病長寿の秘めた力』（監修 白澤卓二）他、多数。

認知症《にんちしょう》ゼロの日《ひ》へ
認知症《にんちしょう》への大誤解《だいごかい》

2021年8月17日　第1刷発行

編　者　認知症〈診断・治療〉研究班
監　修　白澤《しらさわ》 卓二《たくじ》
発行者　尾嶋 四朗
発行所　株式会社 青萠堂

〒162-0808　東京都新宿区天神町13番地
Tel　03-3260-3016
Fax　03-3260-3295
印刷 / 製本　中央精版印刷株式会社

落丁・乱丁本は送料小社負担にてお取替えします。
本書の一部あるいは全部を無断複写複製することは法律で認められている場合を除き、著作権・出版社の権利侵害になります。

© NINCHISHOU CHIRYOMONDAI KENKYUHAN 2021 Printed in Japan
ISBN978-4-908273-20-9 C0047